DHstyle
増刊号

歯科衛生士のための

小児歯科のきほん

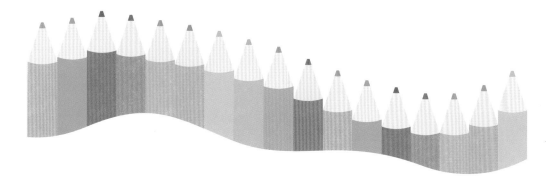

【編集委員】

仲野和彦
（大阪大学大学院）

権　暁成
（東京都開業）

田中晃伸
（茨城県開業）

 デンタルダイヤモンド社

JN101340

刊行にあたって

　本書では、歯科衛生士のみなさんに役立つ小児歯科領域の基本的なトピックスを数多く提供することを目指しました。目次をご覧いただくと、項目が多彩であることを実感できると思います。

　実際に頁をめくると、一般的な解説だけの項目もあれば、Ｑ＆Ａ方式の項目もあります。どちらもコンパクトな構成になっていますので、興味のあるところから読み進めるのもよいでしょう。Ｑ＆Ａ方式の項目は、まずゆっくりと頭の中を整理して、答えを考えてみてください。そして、後に続く解説をじっくりと読み、理解を深めましょう。複数人が参加する勉強会などの場で、本書の項目をグループでディスカッションするのもお勧めです。

　小児期の口腔状態は、その人の一生の口腔内環境を決定づけるといっても過言ではありません。小児期を担当する歯科医療従事者が ONE TEAM となり、子どもや保護者に正しい知識を身につけてもらい、口腔環境を良好に長く保つ手助けをすることが重要です。とくに歯科衛生士は、子どもや保護者に最前線で接するため、身近な存在として果たす役割は大きいといえます。本書が小児歯科にかかわるみなさんにとって知識のおさらいやアップデートとして有効に活用され、ONE TEAM の中心として、子どもたちの未来のために活躍する一助となれば幸いです。

2020 年 11 月

編集委員　仲野和彦

CONTENTS

ブックデザイン：和歌月悦子

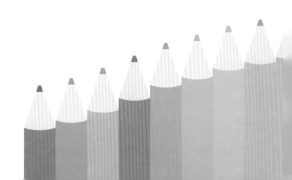

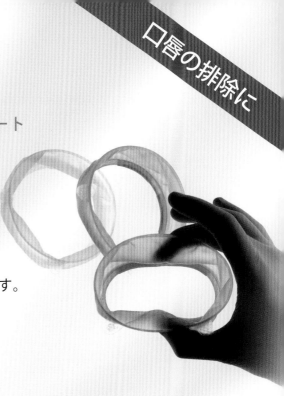
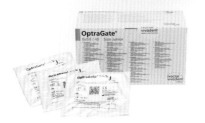

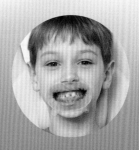
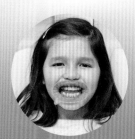
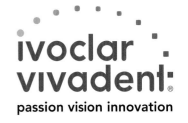

01 心身の発育と生理的特徴

大川玲奈 大阪大学歯学部附属病院 小児歯科　歯科医師

　成長と発達を総合的に捉えて、発育と表します。小児の特徴は、成長と発達の過程にあります。成長とは形態的変化を指し、身長や体重など体の大きさの伸びを表します。一方、発達は話す、歩く、食べるなどの機能的変化を指し、脳の成長による精神や運動機能の発展を示す過程であるため、正確に評価することが困難です。全身と口腔の成長と発達の状態を診査するには、単に暦年齢だけではなく、さまざまな指標を用いる必要があります。

　「小児は成人のミニチュアではない」とよく言われるように、小児の生理的特徴は成人と異なります。小児歯科臨床では、小児の生理的特徴を理解したうえで、発育に応じた対応を行い、歯科治療を進めていくことが重要です。小児一人ひとりの発育を適切に把握し、個々に対応した生活習慣指導や診療補助を行うように心がけてください。

発育期の分類と身体発育の特徴

　小児の発育は個人差が大きいため、発育段階で分類することは困難です。そのため、年齢を基準にして発育期を分類します（**表1**）。

1. 身体発育パーセンタイル曲線

　小児期は身体発育の最も旺盛な時期です。発育は、身長や体重を基準値と比較して評価します。小児を成長期の集団と捉え、身長と体重を年齢別にパーセンタイル値で示したものを身体発育パーセンタイル曲線といいます（**図1**）。

　小児の身体発育パーセンタイル曲線では、年齢と身長・体重それぞれが交差する値の近くに、どの曲線があるのかを調べます。乳児は発育の速度が著しいため、月齢ごとに評価します。身体発育パーセンタイル曲線は、同じ月齢の子ど

表❶　発育期の分類

胎生期	0（受精）〜280日（出生）
新生児期	出生後4週間
乳児期	1〜12ヵ月
幼児期	1〜6歳
学童期	6〜12歳
思春期	男児：12歳ごろ〜　女児：10歳ごろ〜

もたちの値を小さいほうから並べたときに、その値が何％に相当するかをみたものです。たとえば、10パーセンタイルは100人中、小さいほうから10番目ということになります。10パーセンタイル値から90パーセンタイル値に入っていれば問題ないとされます。一方、97

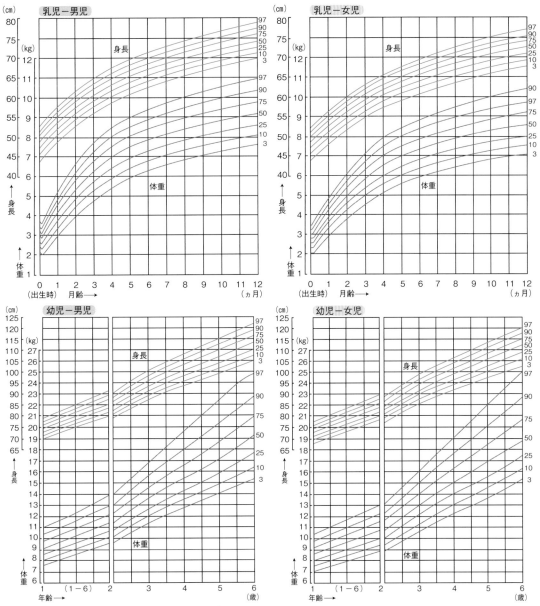

図❶　身体発育パーセンタイル曲線（参考文献[1]より引用改変）

パーセンタイル値以上と3パーセンタイル値以下は、異常として精査が必要です。また、その場合は経過観察が必要とされます。

　成長の相対的評価には、発育指数が用いられており、身長と体重のバランスを表します。6歳未満の幼児にはカウプ指数、6歳以上の学童にはローレル指数を使用します（**表2**）。

2. 生理的年齢

　発育を表す数値の一つとして、出生時からの時間経過を表す年齢（暦年齢）がよく使われています。しかし、年齢だけでは子ども一人ひとりの発育を客観的に評価できません。組織や器官の状態を評価したものを生理的年齢といい、骨年齢や歯年齢が用いられています。

表❷　発育指数（カウプ指数とローレル指数）

カウプ指数（6歳未満）	ローレル指数（6歳以上）
$\dfrac{体重（g）}{身長（cm）^2}\times 10$	$\dfrac{体重（g）}{身長（cm）^3}\times 10^4$
22以上：太りすぎ 22〜19：優良 19〜15：正常 15〜13：やせ 13〜10：栄養失調 10以下：消耗症	160以上：太りすぎ 160〜145：太っている 145〜115：正常 115〜100：やせ 100以下：やせすぎ

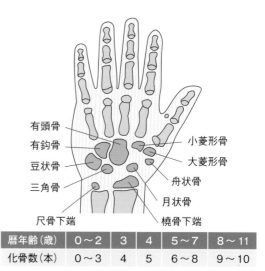

暦年齢（歳）	0〜2	3	4	5〜7	8〜11
化骨数（本）	0〜3	4	5	6〜8	9〜10

図❷　手根骨の化骨数と暦年齢

1）骨年齢

　左手のX線写真を撮影し、手根骨の化骨数を計測します。これは、歯の発育と相関を認めます（図2）。

2）歯年齢

　X線写真を撮影し、永久歯の歯胚の形成状態を判定します。

3．器官の発育

　発育パターンを一般型、神経型、リンパ型、生殖器型の4つの型に分類し、20歳での臓器の重量を100％として表したものが、スキャモンの臓器別発育曲線です（図3）。横軸が年齢、縦軸が臓器の重量を表します。

1）一般型

　身長や体重などの発育パターンを表します。出生後の数年間と思春期に2回の急激な発育を認めます。このような緩やかなS字状のカーブをシグモイド曲線と呼びます。

2）神経型

　4つのパターンのうち、最も早期の幼児期から発育し、8歳までに80％以上の発育を認め、12歳ごろには100％となります。神経型の発育は精神機能と運動機能の発達に関係します。

3）リンパ型

　リンパ組織などの免疫系の発育パターンを示し、12歳ごろに最大となり、その後減少します。

4）生殖器型

　精巣、子宮などの発育パターンを示し、思春期に発育を開始します。

4．精神発達

1）言語

　生後5、6ヵ月ごろ、喃語という意味のない言葉を発するようになります。1〜1歳6ヵ月で1語文、1歳6ヵ月〜2歳で2語文を発声します。3歳でコミュニケーションがとれるようになり、5歳でほぼ完成します。コミュニケーションが可能かどうかは、小児の歯科治療の際に保護者との分離を行う目安の一つになります。

2）情動

　生後3ヵ月で快・不快が分化し、3歳には喜怒哀楽を表現するようになり、5歳までに成人と同じ情動が発現します。恐怖は生後6ヵ月ごろから出現し、その対象は聴覚刺激、視覚刺激から想像上のものに変化していきます。

3）運動機能

　運動は、粗大運動（座る、歩く、走るなど）

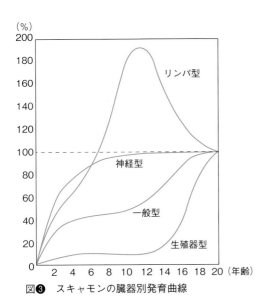

図❸　スキャモンの臓器別発育曲線

表❸　運動の発達

粗大運動	
首が座る	3〜4ヵ月
寝返り・お座り	6〜7ヵ月
はいはい	8〜9ヵ月
摑まり立ち	10ヵ月
一人歩き	15ヵ月
微細運動	
物を摑む	3ヵ月
手を出して摑む	6ヵ月
指先で摑む	9ヵ月
スプーンを使う コップで飲む	1歳6ヵ月

と微細運動(手や指を使った細かく精密な動作)に分けられます(**表3**)。歩行を開始する時期は、転倒による乳歯の外傷が好発する時期でもあります。発達は、以下の3つの原則があります。

・頭から足へ発達する

・体の中心部から遠ざかる方向に発達する

・粗大運動から微細運動へ発達する

4）摂食嚥下

（1）哺乳：胎生期から哺乳に関係する原始反射が発現しています。生後5ヵ月ごろに反射が消失し、離乳が始まります。

（2）咀嚼：1歳ごろに乳前歯が萌出して嚙み切れるようになり、1歳半ごろに乳臼歯が萌出して咀嚼できるようになり、離乳が完了します。3歳で乳歯列が整い、咀嚼運動が完成します。

（3）嚥下：乳歯が未萌出の時期は、顎間空隙(上下顎の歯槽堤の間)に舌が存在する、乳児型嚥下です。乳前歯が萌出する1歳ごろに乳児型嚥下は消失し、成熟型嚥下になります。

 生理的特徴

バイタルサインとは生きている徴候のことで、呼吸、心拍数、血圧、体温が挙げられます。小児は成長の過程にあるため、成長によって徴候が変化します。また、号泣や緊張などによっても変動します。小児の全身状態の変化や異常を早期に発見するために、歯科治療の際にもバイタルサインの変化を観察することは重要です。

小児のバイタルサインの特徴

1）呼吸：小児は胸部の発達が未熟なため、成人よりも呼吸数は多くなります。乳児は腹式呼吸ですが、成長するにつれて胸腹式呼吸になります。

2）心拍数：小児の心拍数は成人よりも多く、成長とともに減少します。

3）血圧：小児の血圧は成人よりも低く、成長とともに増加します。興奮や号泣によって上昇します。

4）体温：小児の体温は成人よりも高く、体温調節機能が未熟であるため、気温や号泣などによって変動しやすいです。

【参考文献】
1）厚生労働省：平成22年乳幼児身体発育調査の概況について．https://www.mhlw.go.jp/stf/houdou/0000042861.html（2020年10月22日最終アクセス）

顔面頭蓋の発育

大川玲奈 大阪大学歯学部附属病院 小児歯科　歯科医師

　頭部は、脳頭蓋と顔面頭蓋から構成されます（図1）。脳頭蓋は頭の上部に位置し、脳を収容しています。顔面頭蓋は顔の部分に相当し、頭の下部に位置します。脳頭蓋と顔面頭蓋は発育様式が異なります。また、顔面頭蓋では、上顎骨と下顎骨の発育様式が異なり、これらの違いは小児の歯列咬合を診査するうえで重要なポイントとなります。

　顎顔面頭蓋の発育は、頭部X線規格写真法や模型分析などで評価します。小児歯科の臨床では、これらの評価法を用いて、歯列咬合の診断、治療方針の決定、治療経過の判定を行います。

　定期的にこれらの評価を行うことにより、成長発育に伴う顎顔面頭蓋の変化を観察できます。また、口腔衛生指導などの説明の際に、模型を小児や保護者に見せて、口腔内の変化を示すことも有用です。

頭部の発育様式

　脳頭蓋は脳の発育に影響されます。そのため、スキャモンの発育曲線における神経型の成長を示すのに対し、顔面頭蓋は一般型の発育を示します。顔面頭蓋は、上顎骨、下顎骨、口蓋骨および舌骨から構成されています。このうち、上

顎骨は脳に近いため、神経型の発育の影響を受けた一般型の成長を示します（図2）。一方、下顎骨は上顎骨よりも一般型に類似した発育パ

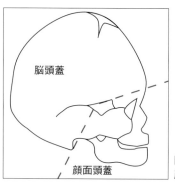

図❶　脳頭蓋と顔面頭蓋

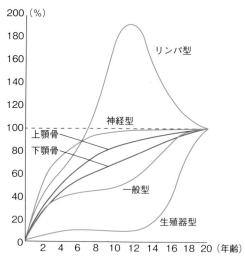

図❷　スキャモンの発育曲線（青）と顔面頭蓋の成長（赤）

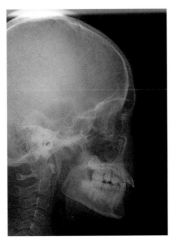

図❸ 頭部X線規格写真

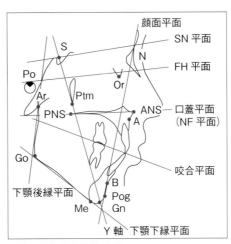

図❹ 基準点と基準平面

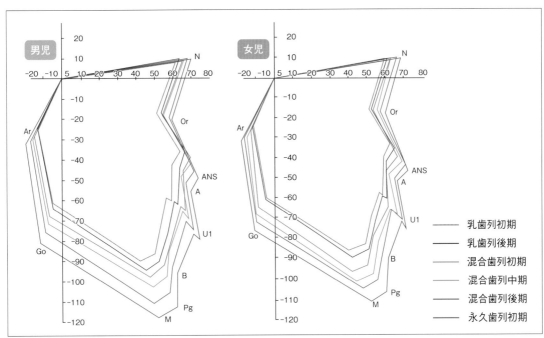

図❺ 日本人小児の平均的プロフィログラム（参考文献[1]より引用改変）

ターンを示します。そのため、思春期の下顎骨の発育は、歯列咬合に影響を及ぼすことがあります。

 発育評価法

1．頭部X線規格写真

側面頭部X線規格写真（セファログラム）を撮影し、顔面頭蓋の上下と前後方向の成長を分析します（**図3**）。撮影した画像に基準点と基準平面を当てはめ（**図4**）、それらのなす角度と長さを測定し、日本人小児の平均値と比較します（**図5**）。

2．模型分析

アルジネート印象材による概形印象を採得し、

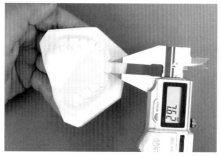

図❻　模型分析

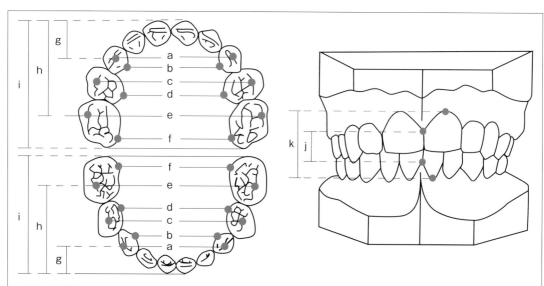

● 歯列弓幅径

a：上下顎両側犬歯咬頭頂間距離（Cc-Cc）

b：上下顎両側犬歯口蓋（舌）側歯頸部最下点間距離（C$_L$-C$_L$）

c：上顎両側第1乳臼歯頬側咬頭頂間距離（D-D）、下顎両側第1乳臼歯頬側分界溝間距離（D-D）

d：上顎両側第1乳臼歯口蓋側歯頸部最下点間距離（D$_L$-D$_L$）、下顎両側第1乳臼歯舌側近遠心咬頭頂間の舌側溝直下点間距離（D$_L$-D$_L$）

e：上顎両側第2乳臼歯頬側分界溝間距離（E-E）、下顎両側第2乳臼歯近心頬側分界溝間距離（E-E）

f：上下顎両側第2乳臼歯口蓋（舌）側歯頸部最下点間距離（E$_L$-E$_L$）

● 歯列弓長径

g：両側乳中切歯の唇面を連ねた線の中央から垂線を下ろした、両側乳犬歯咬頭頂を結んだ線までの距離（A-Cc）

h：両側乳中切歯の唇面を連ねた線の中央から垂線を下ろした、両側第2乳臼歯近心頬側分界溝間を結んだ線までの距離（A-E）

i：両側乳中切歯の唇面を連ねた線の中央から垂線を下ろした、両側第2乳臼歯最遠心端間を結んだ線までの距離（A-E$_D$）

● 歯列弓高径

j：上下顎両側乳中切歯間の歯間乳頭間距離（Dental Height）

k：上下顎左側乳中切歯唇面歯頸部中央間距離（ULA-LLA）

図❼　模型分析における計測部位（参考文献[2]より引用改変）

石膏模型を製作します。咬合平面と平行になるように、基底面を調整した平行模型にします。ノギスを用いて、歯冠の近遠心幅径、歯列弓の大きさを測定します（図6、7）。

【参考文献】

1）日本小児歯科学会：プロフィログラム．http://www.jspd.or.jp/contents/gakkai/download/download.html#g_download_20200316（2020年9月25日アクセス）

2）日本小児歯科学会：日本人の乳歯歯冠並びに乳歯列弓の大きさ，乳歯列咬合状態に関する調査研究．小児歯科学雑誌，31（3）：375-388，1993.

03 歯列咬合の発育

大川玲奈 大阪大学歯学部附属病院 小児歯科　歯科医師

　小児期は成長に伴い、歯列咬合がダイナミックに変化する時期です。健全な永久歯列を獲得するためには、小児歯科において異常を早期に発見し、適切な対応を行う必要があります。その際には、「歯が萌出する時期と順序」を知っておかなければなりません。生後8ヵ月ごろから下顎乳中切歯が萌出を開始し（乳歯列期）、6歳前後から永久歯の萌出が始まり（混合歯列期）、15歳で永久歯列が完成します。このような歯列咬合の変化のなかで起こるさまざまな異常を、見逃さないことが重要です。

　歯列咬合の状態によって、ブラッシングを含めた口腔衛生指導法を考えます。また、乳歯は"永久歯の萌出スペースを確保する"役割があります。う蝕による後継永久歯萌出スペースの喪失は、歯列咬合の異常に繋がります。歯列咬合の変化に応じた口腔衛生指導を行ってう蝕を予防することも、健全な歯列咬合の育成には重要です。

歯列の発育段階

　歯列の発育段階は4つに分類され、咬合の発育の評価にはヘルマンの咬合発育段階（**表1**）が用いられています。

1．無歯期

　出生から乳歯が萌出するまでの期間。顎間空隙を認め、上下の顎を閉じた状態でも前歯の歯槽堤は接触しません（**図1**）。

2．乳歯列期

　乳歯の萌出開始後、永久歯が萌出を開始するまでの期間。

1）歯間空隙（図2）

　乳歯列期には歯間空隙を認めることが多く、上顎の乳側切歯と乳犬歯の空隙、下顎乳犬歯と第1乳臼歯の空隙を霊長空隙、

表❶　歯列の発育段階とヘルマンの咬合発育段階

歯列	ヘルマンの咬合発育段階		暦年齢
無歯期	ⅠA	乳歯萌出前	8ヵ月ごろまで
乳歯列期	ⅠC	乳歯咬合完成前	8ヵ月ごろ〜 6歳ごろ
	ⅡA	乳歯咬合完成期	
混合歯列期	ⅡC	第1大臼歯および前歯萌出開始期	6歳ごろ〜 12歳ごろ
	ⅢA	第1大臼歯萌出完了 あるいは 前歯萌出中または萌出完了期	
	ⅢB	側方歯群交換期	
永久歯列期	ⅢC	第2大臼歯萌出開始期	12歳以降
	ⅣA	第2大臼歯萌出完了期	
	ⅣC	第3大臼歯萌出開始期	
	ⅤA	第3大臼歯萌出完了期	

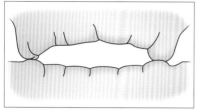

図❶　顎間空隙

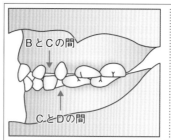

BとCの間

CとDの間

図❷　歯間空隙。左：霊長空隙、右：発育空隙

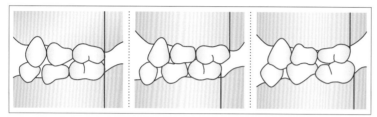

図❸　ターミナルプレーン。左：垂直型、中：近心階段型、右：遠心階段型

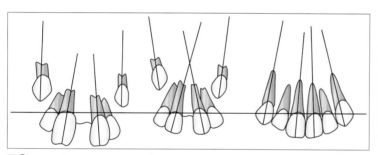

図❹　みにくいあひるの子の時代。左：7歳、中：8〜9歳、右：11歳

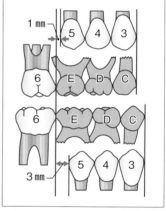

1 mm

3 mm

図❺　リーウェイスペース＝（C＋D＋E）−（3＋4＋5）

それ以外の空隙を発育空隙といいます。これらの空隙は、乳歯から永久歯に生え代わる際に、永久歯の萌出スペースとして利用されます。

2）ターミナルプレーン（図3）

　上下顎第2乳臼歯の遠心面の位置関係を表し、永久歯の咬合関係の予測に用います。

3．混合歯列期

　永久歯の萌出開始後、すべての乳歯が脱落するまでの期間。

1）みにくいあひるの子の時代（図4）

　上顎中切歯萌出後、犬歯が萌出するまでの間に認められる正中離開を表します。犬歯の萌出

に伴い、正中離開は閉鎖します。

2）リーウェイスペース（図5）

　乳歯列側方歯群の歯冠幅径の合計は、永久歯側方歯群の歯冠幅径の合計よりも大きく、上顎で1mm、下顎で3mm存在します。このスペースは、側方歯群の交換をスムーズに行うために利用されます。大きなう蝕は、このスペースの喪失に繋がります。

4．永久歯列期

　すべての乳歯が交換を終え、永久歯のみで歯列が構成されている期間。

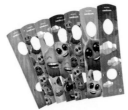

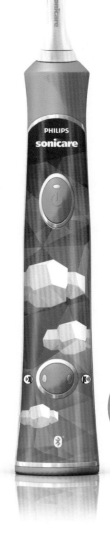
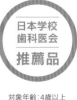

01 小児を迎える環境作り

齊藤桂子[1]　松本弘紀[2]　森川和政[1]
1）岩手医科大学歯学部 口腔保健育成学講座 小児歯科学・障害者歯科学分野　歯科医師
2）岩手県・歯の松本　歯科医師

　小児が歯科医院に抱くイメージとはどのようなものか、考えたことはありますか？　多くの小児は歯科医院に対して、「怖い」、「痛い」、「行きたくない」と考えている場合が多いとされています。それは、初めて訪れる歯科医院に対して不安を覚えたり、過去の歯科医院での苦痛な体験を思い出して、緊張や恐怖を感じたりすることに起因するといわれています。

　不安や緊張、恐怖心は、小児が成長していく過程で自然と備わるものですが、ときに治療の妨げになることもあります。したがって、小児歯科治療においては、いかに小児がリラックスして治療を受けられるかが大切です。

　そこで本項では、小児がリラックスして治療を受けるために必要な環境作りや対応を紹介します。

診療前にできる工夫

1. 歯科医院のデザイン

　歯科医院の雰囲気は明るく穏やかなデザインが望まれます[1]。たとえば、受付台を低くしたり、角が丸いデザインに変更したりすることで、イメージだけではなく、小児に危険が及ばないように工夫されている場合もあります。

　小児がスムーズに治療を受けるためには、待合室での過ごし方も重要です。待合室に絵本や玩具、ビデオなどを準備しておくと気分転換になります。さらに、小児が興味をもつような掲示物があれば、患者教育にも繋がります。

　歯科医院によってはキッズコーナーを設置し、緊張の緩和を図っていることもあります（図1）。また、小児が積極的に治療に参加できるように、

歯磨きコーナーを設置したり（図2）、ユニットの横に踏み台を用意したりしていることもあります（図3）。

2. 診療室での配慮

　診療室には、小児が「怖い」と感じる器具・器材がたくさんあります。小児は視界に見慣れないものが入ると不安が増すので、器具・器材が目に触れないようにキャビネットへ収納するなど、配置を検討します（図4）。

　また、ワークテーブル上に配置する際は、基本セットであればカセット内に収納したり、タオルやペーパータオルなどで覆い隠したりするだけでも、視界から遮れるので有効です[2]。

3. ご褒美

　小児が多数来院する歯科医院では、小児のために治療後のご褒美を用意している場合も多い

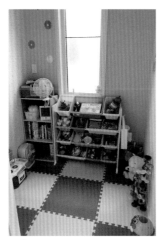
図❶　キッズコーナー

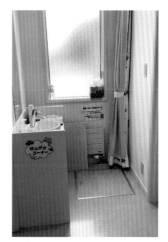
図❷　歯磨きコーナー

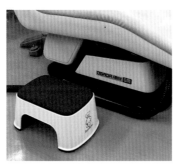
図❸　ユニット横の踏み台

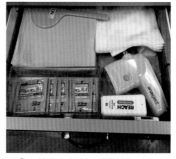
図❹　器具・器材の配置例。キャビネットに収納するなど、小児の視界から遮る工夫をする

です[3]。ご褒美はシールや消しゴムなど、多岐にわたりますが、いずれもコストがかかるため、動物やキャラクターの形をした石膏模型など、院内で用意できるものにするとよいでしょう。

　スタッフの対応

　小児は見知らぬ場所や人に遭遇すると、不安が増す傾向があります。来院した小児が緊張した様子なら、まずは笑顔で穏やかな対応を心がけます。また、緊張を和らげるために、治療とは関係のない会話をするのも有効です。その際は目線を合わせて、何気ないことから始めるとスムーズに進みます。

　小児を迎える環境作りは、コストがかかることもあります。そのため、いまできることを探して少し工夫するだけでも、小児の心に寄り添った治療を行えます。まずは、すぐに取り組めることから始めてはいかがでしょうか。

【参考文献】
1）白川哲夫，飯沼光生，福本 敏（編）：小児歯科学 第5版．医歯薬出版，東京，2017．
2）木村光孝，下野 勉，土屋友幸（編）：小児歯科患者の臨床的対応．クインテッセンス出版，東京，2001．
3）田中晃伸，牧 憲司，権 暁成（編）：小児歯科のレベルアップ＆ヒント．デンタルダイヤモンド社，東京，2019．

02 小児・保護者・歯科医師・歯科衛生士との関係

天沼由美子 岩手県・医療型障害児入所施設 みちのく療育園 歯科　歯科衛生士
森川和政 岩手医科大学歯学部 口腔保健育成学講座 小児歯科学・障害者歯科学分野　歯科医師

　一般的に、成人の歯科治療は歯科医師と患者が「1対1の関係」です。一方、小児の歯科治療はおもに保護者と小児が一緒に来院するため、小児・保護者・歯科医師の「三者の相互関係」が生じます。つまり、①小児と保護者、②小児と歯科医師、③保護者と歯科医師の3つの関係性が成り立ちます。この三者の相互関係は、「小児歯科三角」と呼ばれています（図1）[1]。小児歯科三角は、一辺でも関係性がうまく成り立たなければ、歯科治療が困難になります。

　成人歯科における歯科衛生士のおもな役割は、予防処置や保健指導、診療補助です。小児歯科ではそれらに加えて、小児や保護者の協力度の把握、食生活指導、口腔機能療法指導なども行います。したがって、歯科衛生士は小児・保護者・歯科医師と信頼関係を構築し、歯科診療を進めることが肝要です。

 小児・保護者と歯科衛生士の関係

　小児と保護者は密接に繋がっています（図1ⓐ）。小児と同様に、保護者も歯科治療に不安を抱く一方で、期待も寄せています。歯科衛生士が保護者の不安を解消して期待に変えることが、小児の歯科治療の第一歩となります。

　保護者は、「どんな歯科医師・歯科衛生士だろう」、「治療は痛くないだろうか」、「ちゃんと治療できるのかしら」などと考えながら、小児を連れて歯科医院を訪れます。そこで歯科衛生士は優しく声をかけ、わかりやすい言葉で話し、

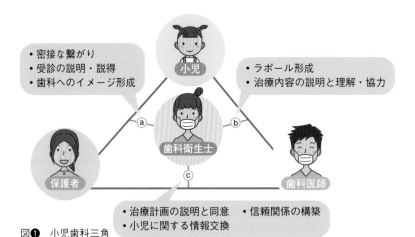

図❶　小児歯科三角

主訴や要望、既往歴など、必要な情報を引き出します。保護者への対応と同時に小児の表情を観察して、不安や希望を汲み取り、心配事を一つずつ取り除きます。

　小児が治療を拒否する場合、まずはその理由を考え、次に保護者が小児にどう接しているかを観察します。日々の臨床では、小児が歯科治療を拒否して泣き叫んで暴れ、ユニットへの誘導さえも難しいことがあります。しかしそこには、「歯科医院まで来てくれた」、「歯科治療が嫌なのに待ってくれた」など、好ましい行動が隠れています。歯科衛生士は"肯定的な注目"を増やし、保護者と一緒に小児が歯科治療に進めるような行動を促すことが大切です。

 ### 小児・歯科医師と歯科衛生士の関係

　良質な医療を提供するためには、小児とのラポール形成が欠かせません。ラポールとは良好な人間関係のことを表し、意思疎通を図るための土台となります。小児とのラポール形成には、傾聴・受容・共感・対応が求められます。「ちょっと痛いけど早く終わろうね」、「おいしくない味は３つ数えたら洗うからね」、「響いてつらいね。もうすぐ終わりだよ」など、小児に共感し、治療の終わりがみえるような対応を行うことが大切です[2]。

　また、小児の心身発達の特徴を十分に理解したうえで、入室前から小児の態度や行動を観察することも欠かせません[3]。加えて、治療が始まる前に小児の不安や訴えに耳を傾け、歯科医師に伝達することが求められます（図1ⓑ）。

　歯科医師と歯科衛生士は、治療中も小児に治療の目的や内容をわかりやすく説明します。小児の自発的な治療への参加と協力を得ることが、安全な歯科治療に繋がります。診療補助を行う歯科衛生士は、あらかじめ治療の内容と手順を十分に予習して理解を深め、治療時間の短縮を図ることも重要です。

 ### 保護者・歯科医師と歯科衛生士の関係

　繰り返しになりますが、小児は保護者と密接に繋がっています。そのため、歯科医師と歯科衛生士は保護者とも十分にコミュニケーションをとる必要があります（図1ⓒ）。

　小児歯科では、小児の治療に必要な情報の多くが保護者から得られます。歯科衛生士は保護者から得られた事前情報、たとえば保護者の訴えや治療への要望、不安に思っていること、既往歴などがあれば、歯科医師に伝えます。

　また、小児の理解力と自己決定権には限界があるため、歯科医師は検査結果や診断、治療計画について保護者にわかりやすく説明し、同意（インフォームド・コンセント）を得なければなりません[4]。保護者と歯科医師・歯科衛生士が信頼関係を構築することはたいへん重要であり、これにより小児に関する保護者との情報交換もよりスムーズになります。

　小児や保護者にとって、歯科衛生士は歯科医師よりも身近な存在です。小児歯科の知識を身につけ、少しでもいつもと様子が違うと気づいたら積極的に声をかけるようにしましょう。そして、小児・保護者・歯科医師それぞれの立場を考え、３者を繋いで歯科治療を円滑に進めていくことが大切です。

【参考文献】
1）全国歯科衛生士教育協議会（監）：最新歯科衛生士教本 小児歯科. 医歯薬出版, 東京, 2009：91-93.
2）緒方克也：子どもの発達に寄り添う眼と心. デンタルハイジーン, 35（1）：92-95, 2015.
3）木村光孝, 他（編）：新・歯科衛生士教育マニュアル 小児歯科学. クインテッセンス出版, 東京, 2014：13-15.
4）新谷誠康, 他（編）：小児歯科学ベーシックテキスト. 永末書店, 京都, 2019.

熊谷美保　森川和政

岩手医科大学歯学部 口腔保健育成学講座 小児歯科学・障害者歯科学分野　歯科医師

　小児は、身体的にも心理的にも発育過程にあります。不安や恐怖などの情動変化を引き起こすものは年齢によって異なり、その対応も年齢によって変わります。各年齢における発達や行動の特徴を理解しておくことは、初めて歯科医院を受診する小児の対応を決めるうえでの目安となります。

　また、過去の歯科治療で苦痛を感じたり、恐怖を体験した小児は、その後の歯科治療で不適応行動を示すことがあります。不安や恐怖を軽減させて適応行動へと変容させていくために、さまざまな行動療法を用います。小さな変化も見逃さず、小児の発育を喜びながら対応していくことが大切です。

　小児や保護者と信頼関係を築き、安心して歯科治療を受けられるように導いていくのが、歯科医師・歯科衛生士・歯科スタッフの役割です。

 年齢別の対応法

1．1歳未満

　母親に抱かれて受診する場合が多いので、チェアーに寝かされただけで泣いてしまうことがよくあります。そのため、診査は抱っこのままか母親の膝に座らせて行います。口腔内は敏感なので、最初に頬や口腔周囲に触れてから口腔内を診査します。また、治療を行う場合は短時間で終わらせるようにします。

　母親の心理状態は子どもの心理に影響します。とくに第1子の場合は母親も不安を抱いて来院することが多いので、母親への配慮も必要です。

2．1～2歳

　1歳を過ぎると簡単な単語を発しますが、2歳ごろまでは術者とほとんど会話できません。話せなくても、雰囲気などからある程度の意味を感じ取ることができます。これは、表現よりも理解が先行するためです。この時期は見慣れない人や場面、大きな音などが恐怖の対象となります。集中できる時間が短く飽きやすいので、体動に留意し、できるだけ短時間で治療を終わらせましょう。

3．3～4歳

　意思を言葉で伝えられるようになり、言われたことを理解し始めます。見慣れない人や場面に恐怖心を抱くだけではなく、予防注射などの経験から、注射器を見ただけで痛いと感じて恐怖心を引き起こします。

　歯科治療に対する適応性は個人差が大きく、他の年齢と比べて最も対応が難しい時期です。恐怖心を取り除くために優しく話しかけ、歯科診療の代用語（**表1**）や視覚媒体を使って、わかりやすく説明するようにします。この時期に

表❶　歯科診療の代用語

診療用語	代用語
デンタルミラー	小さい鏡
バキューム	歯の掃除機
スリーウェイシリンジ	風／水／シャワー／水鉄砲
X線装置	歯のカメラ
X線写真	歯の写真
ブラシコーン	電動歯ブラシ／歯医者さんの歯ブラシ
タービン	ジェット機／むし歯を治す機械
エンジン	むし歯を治す機械
麻酔薬	歯の眠り薬／魔法の薬
クランプ	歯のバンド
ラバーダム	歯のマスク／レインコート
印象材	歯の粘土
乳歯冠	歯の帽子

※代用語に「さん」をつけると和らいだ表現となる。例）小さい鏡さん

表❷　Frankl の分類（参考文献[2] より引用改変）

1度　あきらかな負の反応
治療拒否。強く泣く、あるいは極度の拒否行動を示す明白な証拠があるとき
2度　負の反応
治療を受けるのに躊躇。不協力、ある種の消極性の証拠があるも、著明ではない。すなわち、不機嫌、引っ込み思案
3度　正の反応
治療の受け入れ。時に慎重、術者に同意して従おうとしている。時に間をとろうとするが、術者の指示に協力的に従おうとする
4度　あきらかな正の反応
歯科医師と良好なラポール、治療術式への興味、笑いがあり、状況を楽しんでいる

は行動療法を応用できるようになります。

4．5〜6歳

　言語表現能力が発達し、治療の必要性や術者の説明・説得を理解できるようになります。また、術者に対して不安や恐怖を抱くとともに、治療行為に疑いの目を向けるようになり、「どこが痛いの」と尋ねても、「どこも痛くない」と自己防衛することもあります。さらに、注射や抜歯などに強い情動変化を示す時期でもあります[1]。わかりやすく説明して安心させることが有効で、行動療法も効果的です。

歯科治療時の対応法

1．一般的対応法

1）コミュニケーション

　3歳以上では、言葉による説明の理解が可能です。診療器具などはわかりやすい言葉に置き換えて説明します（表1）。

2）診療時間

　午後になると眠くなって機嫌が悪くなるので、診療は午前中に行うのが望ましいとされています。治療時間は10 〜 30分以内に留めます。

2．不協力児への対応法

　不協力児とは、Frankl の分類（**表2**）の1度および2度に当てはまる小児です[2]。

1）Frankl の分類1度：あきらかな負の反応を示す小児への対応

　治療を拒否して大声で泣いている小児です。まずは、3歳未満の小児は協力的に歯科治療を受けることが難しいと知っておく必要があります。3歳以上では、過去の歯科治療で不快な経験をした、あるいは拒否すれば嫌なことをしなくても済むといった環境で育てられた場合にみられます。3歳以上で泣いて騒ぐ場合は、まず落ち着かせることが大切です。コミュニケーションをとれる状態になったら、行動療法を取り入れて歯科治療へと導きます。褒めて自信をもたせることが重要です。

2）Frankl の分類2度：負の反応を示す小児への対応

　治療への躊躇や、不協力で不機嫌な態度を示している小児です。なぜ不協力となっているのかを理解してあげることが必要です。そのうえで、さまざまな行動療法を用いて対応します。

行動変容法（行動療法）

　行動変容とは、学習理論に則って望ましくない行動を望ましい行動に変えていくことです。行動変容法を治療に用いたものを行動療法といいます。行動療法は学習により望ましい行動を獲得するものなので、一定の発達レベルに達している必要があります。3 〜 4歳以上では歯科治療のレディネス（準備性）が備わっていると考えられ、行動療法が有効になります。

　行動療法は、以下の3つに分けられます。

1．不安軽減法

1）リラクセーション

　筋肉の力を抜いてリラックスすることです。通常は指示に従って体中の力を抜き、鼻呼吸をして自らリラックスする方法がとられます。チェアーで介助歯磨きを行うことも、リラクセーションのアプローチの一つです。歯磨きにより、何をされるかわからない不安を緩和します。

2）エクスポージャー（曝露法）

　不安や恐怖を引き起こす刺激に晒して慣れさせ、克服した経験を積ませることで、望ましくない行動をなくす方法です。

⑴系統的脱感作：リラックスした状態から、不安や恐怖の刺激を弱いものから強いものへと段階的に繰り返して示し、克服させます。

⑵フラッディング：段階を踏まずに大量の不安や恐怖刺激に晒し続けることで不安や恐怖を減少させる方法です。初めはパニックに陥りますが、時間の経過とともに慣れ、その状況を受け入れられるようになります。

3）その他

⑴ Tell-Show-Do（TSD）法（**図1**）：1959年に歯科医師の Addelston が紹介しました。厳密には学習理論の系統的脱感作を背景に紹介されたものではありませんが[3]、広く臨床応用された、① Tell（話して）、② Show（見せて）、③ Do（行う）という方法です。

⑵カウント法：歯科用機械に恐怖を感じる小児に、1 〜 10まで数えながら歯科用機械を試す方法です。見通しが立つことで治療を受け入れやすくなり、また、数えることに意識が向き、機械の刺激が減少すると考えられます。

2．行動形成法

1）オペラント条件づけ

　刺激（正の強化子あるいは負の強化子）を与えることにより、自発的な行動（オペラント行動）を変化させる方法です。望ましい行動がみられた場合は、その小児にとって喜びとなる刺激（正の強化子）を与えます。社会的な正の強化子として褒め言葉や親しみの表現などがあり、具体的な強化子としてシールやおもちゃなどがあります。望ましくない行動がみられた場合は、負の強化子を与えるか正の強化子を取り上げます。負の強化子には体を押さえる、厳しく注意する、無視するなどがあります。

2）応用行動分析

　オペラント条件づけから派生したもので、先行刺激、行動・反応、後続刺激の3要素で構成されます。オペラント条件づけには先行刺激がなく、そこが両者の違いです。

　たとえばバキュームを使用する場合、先行刺激として「歯の掃除機さんですよ」と言ってバキュームを見せます。小児がバキュームの使用を受け入れるという行動・反応をみせたら、後続刺激としてすぐに褒めます。褒めることにより、その行動や反応が強化されます。

3）トークンエコノミー（図2）

　望ましい行動を示したときに、正の強化子であるトークン（代用貨幣：シール、ポイント、スタンプなど）を与え、トークンが一定数貯まると、小児がほしいものと交換する方法です。

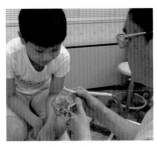
a：Tell（話して）
図❶a〜c　Tell-Show-Do（TSD）法

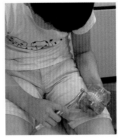
b：Show（見せて）

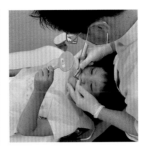
c：Do（行う）

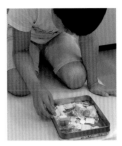
図❷　トークンエコノミー。治療後のご褒美を選ぶ小児

4）レスポンスコスト

　望ましくない行動に対して、与えられる予定であった正の強化子を与えない方法です。

5）タイムアウト法

　望ましくない行動に対して、一定時間だけ正の強化子を受けられない場所や環境に隔離する方法です。孤立した状況に置かれることで、罰を与えられたと自覚させます。これを用いる場合は、保護者に目的を説明して了解を得ておく必要があります。

6）シェイピング

　複雑な行動をスモールステップに分け、実行できそうな行動から学習させ、目標行動を達成させます。

7）その他

　行動療法としては位置づけられていませんが、歯科で応用されている方法があります。

(1)ボイスコントロール：声の強弱、高低、口調などを調節して小児に話しかけます。望ましい行動には優しく、望ましくない行動には大きな声で話しかけ、術者に注意を向けます。

(2)ハンド・オーバー・マウス：パニック状態になって治療を拒否し、術者の話を聞こうとしない小児に対し、手で口を塞ぎ、大人しくなったら手を離し、コミュニケーションをとる方法です。言葉が理解できない低年齢児や障害者には適用すべきではありません。

3．観察学習（モデリング）

　手本となる他人の行動を観察し、同じような行動や、行動の修正を促します。実際の診療場面を観察する生モデリングと、動画や写真などを観察する象徴モデリングがあります。

 特殊な対応法

1．身体抑制法

　身体を抑制して治療する方法です。

2．視聴覚減痛法

　音楽や動画などで小児の緊張をほぐすと同時に、さまざまな切削音や金属音をある程度消せます。治療への意識が分散して気持ちが落ち着き、不快な情動の表出を減少させられます。

3．精神鎮静法

　薬物を使用して鎮静状態を得る方法です。

4．全身麻酔法

　吸入麻酔薬や静脈麻酔薬を用いて意識を完全に消失させます。不協力な多数歯う蝕の小児や、行動療法を用いたトレーニングを行う時間的な余裕がない小児などに適用します。

【参考文献】
1）朝田芳信, 大須賀直人, 他（編）：小児の口腔科学 第5版. 学建書院, 東京, 2019：120-134.
2）Frankl SN, et al: Should the parent remain with the child in the dental operatory?. J Dent Child, 29: 150-163, 1962.
3）日本障害者歯科学会（編）：スペシャルニーズデンティストリー障害者歯科 第2版. 医歯薬出版, 東京, 2017：219-244.

04 抑制治療の是非

齊藤桂子　森川和政

岩手医科大学歯学部 口腔保健育成学講座 小児歯科学・障害者歯科学分野　歯科医師

「抑制治療」と聞いて、みなさんはどんなイメージを抱きますか？　「無理やり治療すること」と想像する人もいるかもしれません。小児は身体も心も未成熟で、治療を受け入れることが難しい場面が多々あります。また、小児の協力状態が治療方針に与える影響は大きいです。小児の心理状態を把握し、状態に合った対応をとることが求められます。

　歯科治療に協力できない小児であれば、一般的には前述の行動変容法を用いたトレーニング（本章 03『年齢別の対応法・歯科治療時の対応法』）を行うことが多いのですが、小児の協力状態によっては抑制治療を行わなければならないこともあります。歯科治療の場では、抑制治療とは決して強制治療ではなく、小児を安全に治療するための方法の 1 つであることを念頭においておきましょう。

 なぜ抑制治療が必要なのか？

　治療の際に不適応行動がみられる場合、行動変容法を用いた対応が望まれます。しかし、行動変容法の効果が表れない、障害によって姿勢の維持が困難、体動がコントロールできない、治療に不協力な小児で緊急の処置が必要などの場合に、抑制治療を選択することがあります[1]。

　臨床現場で抑制治療を選択する際は、事前に運用方法や適応症について話し合うことが大切です。

 抑制治療を行う際の注意点

　抑制治療を行う場合、**表 1** に示すような項目に注意して運用しましょう[2]。さまざまな方法がありますが、一般的にはレストレイナー® （岩

表❶　抑制治療の注意事項

1. 保護者への説明・同意（書面を用いる）
2. 抑制治療の意味・目的・代替の対応法の説明
3. 小児の心理面への影響を配慮する
4. 抑制治療中の状況確認・事後の再評価
5. 効率的で無痛な治療を心がける
6. 抑制治療中の小児のバイタルサインのチェック
7. 嘔吐した際の対応

田商店：**図 1**）やチェーンブランケット® （ラーゴム・ジャパン：**図 2**）、タオル、徒手抑制が用いられます。

　実施にあたり、抑制治療は懲罰的なものではないことを強調して、治療中も小児に声がけを行うようにしてください。また、抑制治療後は、「頑張ったね」などの励ましの言葉をかけることも重要です。

　レストレイナー® を使用する場合は、小児を

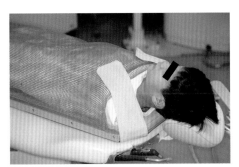

図❶　レストレイナー®（岩田商店）

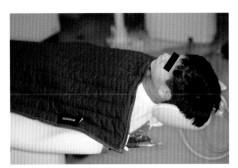

図❷　チェーンブランケット®（ラーゴム・ジャパン）

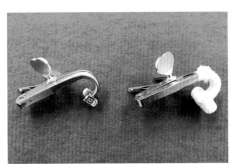

図❸　開口器。歯に接する部分にガーゼなどを巻くと、粘膜を傷つけにくくなる

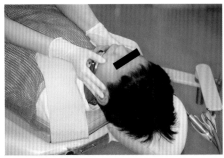

図❹　抑制治療において開口保持が困難な場合、開口器を使用することもある。開口器は歯に当たる部分にガーゼを巻くなどすると、より安全に使用できる

タオルで包んでネットで固定し、補助者が頭部を保持します。開口保持が困難な場合は、開口器を使用することもあります（**図3、4**）。その際は、歯の破折や脱臼に注意してください。

　チェーンブランケットは、足先から胸元まで、縦にチェーンが入った掛け布団です。抱きしめられているような感覚がするので、そわそわする小児に使用すると、落ち着いて治療を受けられます。

 歯科恐怖症への影響

　歯科恐怖症の一因として、過去の歯科での経験が挙げられます。小児にとって、歯科での苦痛な体験の1つが抑制治療です。過去の報告では、抑制治療を行ったとしても、抑制治療の状況と意図さえ間違わなければ、悪影響はないと

されています。しかし、抑制治療が心身に与える影響の程度は、あきらかにされていません。実際、大学生を対象としたアンケート調査では、わずかながら抑制治療を経験したことを覚えている学生がいたとの報告もあります[3]。

　客観的に、小児にどの程度の心理的なダメージを及ぼすのか判然としない現状では、できるかぎり抑制治療の出番を少なくするに越したことはないといえます。

【参考文献】
1）木村光孝，下野 勉，土屋友幸（編）：小児歯科患者の臨床的対応．クインテッセンス出版，東京，2001.
2）日本小児歯科学会：日本小児歯科学会における身体拘束下での歯科治療に関する基本的考え方．http://www.jspd.or.jp/contents/common/pdf/gakkai/20180117_02.pdf?file_id=205（2020年8月27日最終アクセス）
3）河合利方，他：幼少期の歯科治療体験が現在の歯科恐怖に及ぼす影響．小児歯誌，38（4）：865-870，2000.

05 保護者は同伴⁉　それとも分離⁉

齊藤桂子　森川和政

岩手医科大学歯学部 口腔保健育成学講座 小児歯科学・障害者歯科学分野　歯科医師

　あなたの歯科医院では、保護者は小児と一緒に診療室に入室しているでしょうか？　保護者が同伴するか否かは、その歯科医院の「保護者の分離（以下、母子分離）」に対する考え方により、さまざまだと思います。保護者が同伴せず、小児1人のみで歯科治療を受けられるかどうかは、その小児の年齢や発達状況、保護者の性格・考え方・小児への養育態度などをきちんと把握したうえで、母子分離が必要かを判断しなければなりません。

　一昔前は、3歳以上の意思疎通ができる小児であれば、基本的には母子分離をしたうえでの歯科治療が推奨されていました。しかし、近年では年齢のみを判断基準とした母子分離について、再考する必要があるとされています。そこで、本項では母子分離の基準と是非について考えたいと思います。

なぜ母子分離を選択するのか？

　3歳以上になると、精神や言語の発達が著しく、他人との意思疎通が可能となり、自我が確立して社会性が芽生え始めます[1]。この時期になると、歯科医院・歯科医師・歯科衛生士を恐怖の対象と認識したとしても、自分の歯を治してくれる場所・人と考えられるようになります。

　歯科医院で治療を受ける小児には、前述した行動変容法（本章03『年齢別の対応法・歯科治療時の対応法』）を用いて対応することが多く、その際に保護者の存在が治療の妨げになる場合には、母子分離を選択することがあります。

　母子分離の適応例として、以下のようなケースが考えられます。

1. 行動変容法を用いた歯科治療の際に、保護者が小児や歯科医師・歯科衛生士に対して意見や要求、質問を繰り返したり、小児が返答しようとした際に口を挟んだりしてしまう（**図1a**）
2. 保護者が行動変容法の内容を不快に感じ、怒ってしまう（**図1b**）
3. 保護者の同伴により、小児の注意が歯科医師・歯科衛生士と保護者の双方に向いてしまい、歯科治療に集中できない
4. 保護者の不安が小児に伝わることで、小児の不安が強まる

　このような場合、歯科医院によっては同伴を控えてもらうことがあります。しかし、保護者の歯科に対する考え方を変化させられれば、母子分離を利点にもできます。

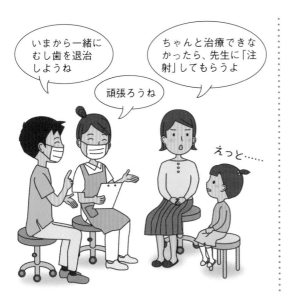
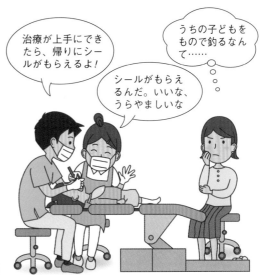

a：歯科治療の際に自分の意見を述べる保護者　　b：行動変容法に対して不快感を露わにする保護者
図❶a、b　母子分離を検討する例

保護者の同伴がもたらすメリット

　過去の報告では、保護者の不安の強さと小児の不協力、さらにはう蝕罹患率に相関関係があることが示されています[2]。初めての歯科医院であれば、小児も保護者も「どんな先生だろう……」と不安な気持ちで来院するのは当然のことです。したがって、保護者も一緒に診療室に入って実際の治療を見てもらい、不安を解消する手助けをします。これにより、保護者と歯科医師・歯科衛生士との間に信頼関係を築きやすくなり、小児も不安な気持ちが和らぎます。

　保護者に同伴してもらう場合は、前述の1～4のような行動を避けてもらうことも大切です。そこで、保護者には不安な表情や不必要な話しかけ、突然の動きなどをしないように、事前に説明しておくことも大切です。また、保護者には笑顔で優しい眼差し、リラックスした態度で同伴してもらい、小児の歯科治療を見守ってもらうとよいでしょう。

　保護者の不安な気持ちは受診を重ねるごとに軽減していくので、それに伴って小児の不安や恐怖心も減少していくはずです。熱心に治療を行えば、保護者も小児も歯科医師や歯科衛生士に対してさらなる信頼を寄せ、治療の大切さを理解し、予防の大切さを認識することにも繋がっていきます。

　わが国においては、急速に進行する少子化や核家族化で母子関係が密接になったことで、母子分離への不安が強くなる傾向にあります。そういった点からも、小児の年齢や歯科医師・歯科衛生士の都合で母子分離を選択するのではなく、保護者とともに、よりよい歯科治療を行える環境を構築してみてはいかがでしょうか。

【参考文献】
1）木村光孝，下野　勉，土屋友幸（編）：小児歯科患者の臨床的対応．クインテッセンス出版，東京，2001.
2）中川　弘，原田桂子，鎌田浩二，宮本幸子，有田憲司，西野瑞穂：小児の歯科診療時の協力性に関する研究　第5報　母親の不安度と小児の歯科治療に対する適応性との関連．小児歯科学雑誌，29（2）：325-329，1991.

01 資料収集の重要性とポイント

権 暁成 東京都・K DENTAL CLINIC 歯科医師

　昨今、保護者のニーズは、う蝕治療などの急性期症状への対応はもちろん、長期的なケアを求める傾向に変わってきています。小児の口腔は、日々成長し変化していくものであり、定期健診でう蝕がないかどうか、ブラッシングができているかどうかなどをチェックすることも大切です。また、日々成長・変化している小児の口腔の小さな変化を見逃さずにいち早く気づき、対応することも大切です。

　その小さな変化を見逃さず正確に把握するためにも、資料収集はとても重要です（図1）。また、正確な資料があってこそ、小児の口腔に将来起こり得る事象の予測が可能となります。

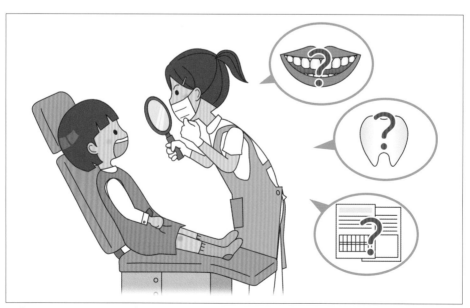

図❶　小さな変化を見逃さず正確に把握するためには、資料収集がとても重要

Q1 小児患者に関して収集しておくべき資料を、以下のステップごとに考えられるだけ書き出してみましょう。

【初診時】

【処置前】

【口腔衛生指導前】

Q2 資料を収集するときに、気をつけていることや実践していることを書き出してみましょう。

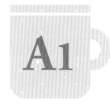

A1 成長発達中の小児で収集すべき資料として、全顎模型、口腔内写真およびX線写真があります。X線写真に関しては次項で詳しく解説します。

資料を収集するうえでのポイントは、不変的で、かつ成長発達を把握しやすく、そして保護者への説明資料としても利用できることが大切になります（**表1**）。

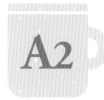

A2 資料収集を行う際に用いるほとんどの器具や装置が、患児にとっては初めて見るものだということを念頭においてください。

歯科治療の際、行動変容法の一つであるTell-Show-Do法は非常に有効ですが、資料収集のときにも効果的な手段となります。

 口腔内写真撮影のポイント

歯科医院で初めて口腔内写真を撮る場合、大半の患児は緊張しています。そこで、最初から口腔内を撮影するのではなく、顔貌写真を撮って患児に見せることから始めましょう。その際は、笑顔を引き出すことがポイントです（**図2**）。

また、実際に使用する器具に触れて体験させることで恐怖心を軽減し、患児自ら治療に協力してくれるようになります（**図3**）。

 印象採得のポイント

印象採得は、資料収集のなかで困難なものの一つです。成人と比べて顎堤が小さく、体動や緊張による口唇や頬などの粘膜の緊張が生じ、うまく印象採得できないことがあります（**図4**）。

試適する前に頬や口唇のマッサージをすることで、粘膜の緊張をほぐすことも効果的です。とくに、患児は上顎印象採得時に上を見やすいため、試適時に練習しておくとよいです（**図5**）。

印象材の量は必要最低限に留め、硬さに関しては、口腔内保持時間を最小限にするように調整してください。

 母子健康手帳も大切な情報源

母子健康手帳には、妊娠中から出産・産後、

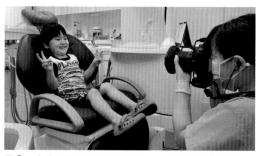

図❷　患児の緊張を取り除くため、顔貌写真を撮る

表❶　小児に対して収集すべき資料

初診時	処置前	口腔衛生指導前
▪ 問診票 ▪ 母子健康手帳	▪ X線写真 ▪ 全顎模型	▪ 口腔内写真 ▪ 調査票（習慣や生活リズムなど）

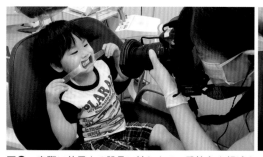

図❸　実際に使用する器具に触れさせ、恐怖心を軽減させる

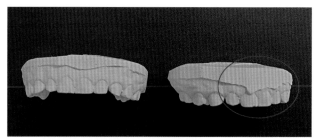

【印象採得時のポイント】
- 気を紛らわせるため、つねに声がけを意識する
- 空腹時に来院

図❹　口唇に力が入っていたため、辺縁が採れていない（赤丸部分）

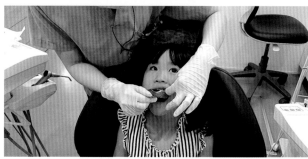

【試適時のポイント】
- 鼻呼吸の練習
- 基本的な姿勢は座位
- 顎を引き、下を見る練習をする

図❺　試適時。口腔内にトレーを入れるとき、このように患児は上を見やすいので、下を見るように促す

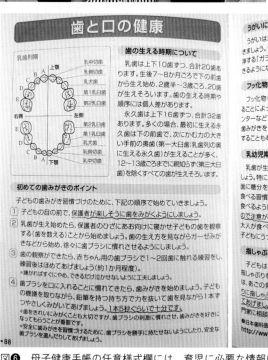

図❻　母子健康手帳の任意様式欄には、育児に必要な情報にアンダーラインを引いて指導時に活用する（東京都葛飾区の母子健康手帳より転載）

そして乳幼児期に至るまで、子どもの健康状態が記録されています。また、保護者の記録欄を見るとさまざまな情報を読み取れます。

任意様式（各自治体による様式）の欄には、育児に必要な多くの情報が書かれているため、資料収集と同時に、情報提供ツールでもあります。そのため、当院では保護者への指導時にアンダーラインを引いて、母子健康手帳を開きながら指導するように心がけています（図6）。

02 X線撮影の注意点と読像（読影）

権 暁成 東京都・K DENTAL CLINIC　歯科医師

　口腔内を診て異常が認められなくても、X線撮影をすることで顕在化してくる問題は多数あります（図1、2）。X線撮影をすることで、将来起こり得る事象を早期にみつけ出せます。

　局所状態の把握に適したデンタルX線写真撮影と、全体把握に適したパノラマX線写真撮影を使い分けることも大切です。

　成人の場合、フィルムホルダーなどを使用することで、正確な部位の画像を撮影できますが、小児はそれらを使えない場合もあるので、X線写真撮影が困難になることもあります。

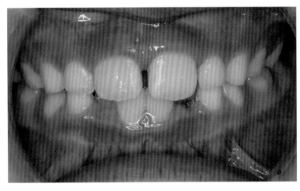

図❶　7歳、男児の口腔内写真。口腔内診査での異常所見は見当たらない

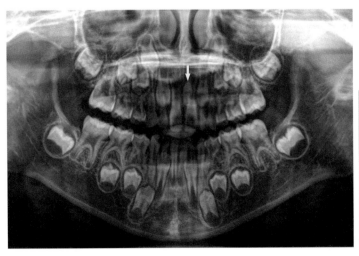

【X線写真からみつけ出せる事象例】
- 過剰歯や先天性欠損などの歯数の異常
- 後継永久歯の歯軸のずれ
- 後継永久歯の形態的な異常（中心結節など）
- 囊胞や歯牙腫などの病変

図❷　図1患児のパノラマX線写真。正中過剰埋伏歯が確認できる（矢印）

小児のＸ線撮影時に気をつけていることや、どのような撮影方法が適しているか を書き出してみましょう。

【気をつけていること】

【撮影方法】

 乳歯う蝕以外で、将来的に問題を引き起こしそうな場所を〇で囲み、その対処法 を書き出してみましょう。

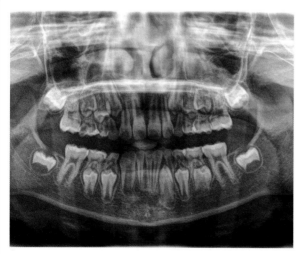

【対処法】

A1 小児の場合は、さまざまな理由で画像の歪みや適切な位置でのX線撮影が困難であることがあります。その要因としては、体動と顎堤の低さが挙げられます。これらによって撮影した写真がずれたり、後継永久歯の位置などが不鮮明になったりしてしまうことがあります（**図3**）。

　小児の場合、口を大きく開けると筋の緊張がより強くなり、リラックスした状態になりません。そのため、フィルムが口腔底に接触して痛がることがあります。したがって、フィルム挿入時は口を大きく開けるのではなく、少し口を閉じてもらうことで、痛みを軽減できます。

　咬翼法は、乳歯のデンタルX線写真を撮影するのに適している撮影法の一つです。しかし、咬翼法は隣接面の撮影に適しており、後継永久歯や根尖病変の有無の把握には適さないこともあります。したがって、撮影目的により咬翼法・通常のデンタルX線写真とパノラマX線写真との使い分けが必要となります。院内に咬翼法用ホルダーがない場合は、ロールワッテをテープでフィルムに貼るだけでも簡易的なフィルムホルダーになります（**図4**）。

A2 **図5**は、9歳、男児のパノラマX線写真です。青丸部位は、癒合歯（双生歯）です。癒合歯の近遠心幅径は小さくなるため、歯列に空隙が生じる場合があります（**図6**）。

　図5の赤丸部位は、後継永久歯の歯軸が回転していることを確認できます。萌出前に顎骨内で歯軸のずれや回転を認めた場合は、歯列矯正を視野に入れた治療計画を保護者に伝えておくことも大切です。

　図5の緑丸部位は、後継永久歯が中心結節である可能性があったため、デンタルX線写真を撮影しました（**図7**）。中心結節の治療は、対合歯や食べものを咀嚼した際に、結節が破折しないように保護します。しかし、萌出前にX線写真上で中心結節を確認できていれば（図7a）、先行乳歯が抜けた後すぐに来院してもらうことも可能です（図7b）。

　約3年で、小児の口腔内は劇的に成長し、変化します（**図8**）。将来、口腔内に何かしらの問題を起こさないかどうか、診査・診断するためにも、資料収集はとても大切です。

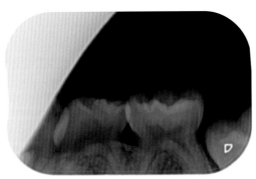
図❸　体動によるコーンカット

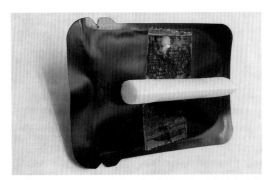
図❹　ロールワッテは貼る前に平らにしておくと咬みやすくなる

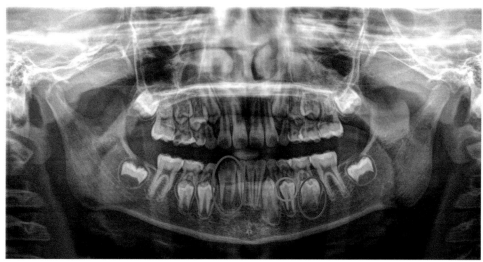

図❺　9歳、男児。パノラマX線写真

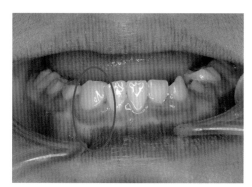

図❻　癒合歯は、近遠心幅径が小さくなり、歯列に空隙を生じる場合がある

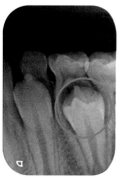

図❼a　4̄のデンタルX線写真

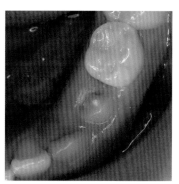

図❼b　乳歯脱落後5日目の4̄

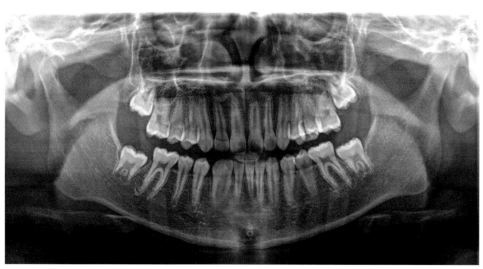

図❽　初診より約3年のパノラマX線写真

01 う蝕

仲野道代 岡山大学大学院 医歯薬学総合研究科 小児歯科学分野　歯科医師

　小児のう蝕は、①歯が生えている、②う蝕の原因菌であるミュータンスレンサ球菌が存在する、③食生活においてスクロース（糖分）を摂取するという3つの条件が重なり合って、初めて引き起こされます。Keyes は 1962 年に、この条件を3つの輪で表現しました（Keyes の輪：図1）[1]。

　Keyes の輪で考えてみると、保護者（とくに母親）からのミュータンスレンサ球菌の伝播を防ぎ、スクロースの摂取を控えることによって「細菌」と「スクロース」の輪を小さくでき、う蝕予防に繋がります。また、歯磨きやフッ化物応用、歯科医院でのシーラント処置などにより、う蝕に罹りにくい歯を作ることで、「歯」の輪を小さくしてう蝕を防げます。

　歯科衛生士はう蝕予防を実践するために、スクロースの摂り方を工夫する理由や間食の回数を少なくする理由、乳歯のときに気をつけるべきことなどを理解しておくと、保護者への指導がより充実したものになると思います。

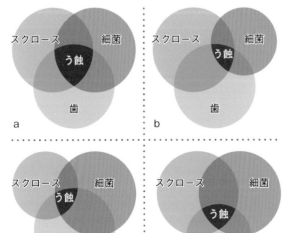

図❶　Keyes の輪によるう蝕予防の考え方。a：通常の状態、b：保護者からの細菌（ミュータンスレンサ球菌）の伝播を防いだ場合、c：スクロースの摂取を控えた場合、d：歯磨きやフッ化物応用、シーラント処置などにより、う蝕に罹りにくい歯を作った場合。重なった面積が減ると、う蝕のリスクが低下する（参考文献[1]より引用改変）

Q1 間食の回数が多いとう蝕になりやすい理由は何ですか？ う蝕の発生機序やステファンカーブ（図2）を思い浮かべながら書き出しましょう。

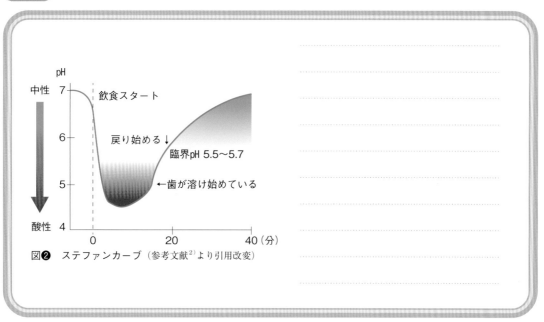

図❷ ステファンカーブ（参考文献[2]より引用改変）

Q2 「哺乳瓶の誤った使用によるう蝕」や「イオン飲料によるう蝕」について、知識を整理して書き出しましょう。

【哺乳瓶の誤った使用によるう蝕】

【イオン飲料によるう蝕】

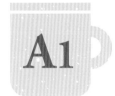

A1 　間食の回数が多いとデンタルプラーク（プラーク）中のpHが低い時間が長くなり、歯の脱灰が起こりやすくなります。これは、う蝕が発生しやすい状態になっていることを示しています。う蝕の発生機序とステファンカーブを理解しておくと、う蝕の予防指導をより充実させられます（**図3**）。

 ### う蝕を引き起こすミュータンスレンサ球菌

　う蝕の原因菌であるミュータンスレンサ球菌は、自ら産生するグルコシルトランスフェラーゼという酵素により、スクロースからプラークのもとになるグルカンと呼ばれるネバネバしたものを作り出します。このグルカンにより、ミュータンスレンサ球菌は歯の表面にべったりと付着し、さらにプラークを形成します。

　ミュータンスレンサ球菌はプラーク内でスクロースを栄養として摂り込み、代謝して酸を作り出します。これによってエナメル質が溶け始め、う蝕が発生します。また、この細菌は口腔内の他の細菌と比較して非常に酸に強く、口腔内のpHがかなり低い状態になっても元気に活動できます。間食が多いと、口腔内のpHが低い状態でもどんどんスクロースから酸が産生され続け、う蝕が進行してしまいます。

 ### ミュータンスレンサ球菌の伝播

　小児の口腔内から検出されるミュータンスレンサ球菌は、唾液を介して保護者（とくに母親）から伝播することが多いとされています。保護者の口腔内のミュータンスレンサ球菌数が多いと、小児の口腔内の細菌数も多くなり、早い段階で検出されるようになります。

　ミュータンスレンサ球菌は、下顎乳中切歯が萌出するころから、歯の表面に少しずつ定着し始めます。口腔内の細菌叢は3歳ごろまでに確立しますので、この時期に多くのミュータンスレンサ球菌が定着してしまうと、う蝕に罹りやすい口腔内になってしまいます。

 ### ステファンカーブ

　ステファンカーブとは、スクロースを含む飲食物が口に入った際に、プラークのpHがどのように変化するかを表したものです。具体的には、10％グルコース溶液で洗口後、上顎前歯に付着したプラークのpHを測定します。すると、2〜4分でpH5付近まで低下し、その後20分間はエナメル質が溶けるpH4.5〜5.4が続き、元の数値に回復するには40分以上かかるとされています。したがって、間食の回数が多いとプラーク中のpHが低い時間が長くなり、う蝕に罹りやすくなります（**図3**）。

　ステファンカーブは、食物の種類や形状、一緒に飲む飲料、口腔内の清掃度などで変化します。これらを理解しておくと、間食の回

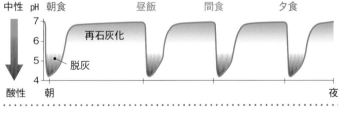

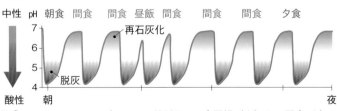

図❸ ステファンカーブからみた規則正しい食習慣（上）と、間食が多い食習慣での口腔内環境（下）の違い

数を減らす、pHが低い状態を短くするために食べたらブラッシングするなど、う蝕予防の患者指導を充実させられます。

乳歯のう蝕を予防するためには、哺乳瓶う蝕（**図4**）やイオン飲料の危険性を理解し、保護者への指導を十分に行う必要があります。

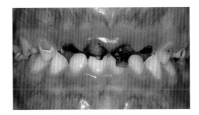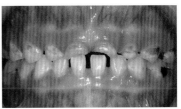

a：3歳7ヵ月、男児　　　　　b：5歳2ヵ月、女児
図❹ a、b　哺乳瓶う蝕から始まる乳歯のう蝕

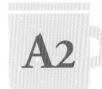

哺乳瓶う蝕

最も早期にみられるう蝕は、哺乳瓶う蝕といわれるものです。これは、哺乳瓶を長期にわたって使用している場合に起こります（図4）。哺乳瓶の先がちょうど前歯の口蓋側に当たるため、上顎前歯の口蓋側から脱灰が始まることが多いです。口蓋側のう蝕は見えにくいために保護者が気づきにくく、前歯の唇側までう蝕が広がったときに、初めて気づきます。なかなか哺乳瓶をやめられない小児は、上顎乳中切歯から第1乳臼歯まで多数歯にわたり、う蝕に罹ってしまいます。

哺乳瓶う蝕は、哺乳瓶にスクロースを含む飲料を入れて就寝時に与えていることが最大の原因です。就寝時は唾液の分泌が低下し、口の動きもほとんどない状態です。そのため、摂取したスクロースはそのまま長時間にわたり口腔内に残り、ミュータンスレンサ球菌に加えて乳酸菌も働くことで、う蝕が発生します。したがって、哺乳瓶の長期使用はできるだけ避けるように指導します。このような重度のう蝕は、哺乳瓶だけではなく、母乳でも同様に起こります。

イオン飲料によるう蝕

イオン飲料を多量に摂取してしまうと、重度のう蝕に罹ることがあります。下痢や嘔吐などで医療機関を受診した際に、軽度であれば医師からイオン飲料を勧められることも多いと思います。本来は医療用の経口補水液を与えるべきですが、手に入りにくかったり、顆粒を水に溶かす手間がかかったりするため、イオン飲料が勧められている現状があります。そのため、保護者の多くは、体のためには水よりもイオン飲料のほうがよいと思い込んでしまうようです。

イオン飲料に含まれる電解質は下痢や脱水の際には必要です。しかし、通常の食事をしている小児にとっては、必要以上に電解質が多くなり、喉が乾いてしまいます。そのため、多量のイオン飲料を絶えず飲むという状態に陥ります。

イオン飲料には経口補水液よりも多くのスクロースが含まれており、pHは3.6〜4.6と低いです。これは、前述のエナメル質が溶け出してしまう限界のpH（4.5〜5.4）以下の数値です。

イオン飲料の危険性を十分に保護者に説明し、喉が乾いたら水を飲むこと、運動で汗をかいたときはイオン飲料を薄めて飲み、運動が終わったら水を飲むこと、イオン飲料を水代わりに飲ませないことを指導してください。

【参考文献】
1）Keyes PH: Recent advances in dental caries research. Bacteriology. Int Dent J, 12: 443-464, 1962.
2）Stephan RM: Intra-oral hydrogen-ion concentrations associated with dental caries activity. J Dent Res, 23: 257-266, 1944.

仲 周平 岡山大学病院 小児歯科 歯科医師

　歯周疾患は、プラーク中の細菌が原因で生じた炎症性疾患であり、歯肉炎と歯周炎に分類されます。歯肉炎は、歯肉のみに炎症が生じたもので、歯根膜や歯槽骨は破壊されていません。歯周炎の前段階でもあり、放置すると歯周炎に進行する危険性が高くなります。歯周炎は、炎症が歯根膜や歯槽骨などの深部歯周組織に及んだものです。

　小児での歯周炎の発症は極めて少ないですが、口腔内の衛生状態の不良によって生じるプラーク単独性歯肉炎（単純性歯肉炎、不潔性歯肉炎）は多くみられます。小児の場合、辺縁歯肉や歯間乳頭に発赤や腫脹が認められても、プラークを適切に除去することで容易に健全な状態に回復しますが、出血しやすいため、日常のブラッシングをしなくなる傾向にあります。また、周期性好中球減少症の患児では、免疫機能の低下により、重度の歯周炎を生じることがあります。併せて本人のみならず、保護者への口腔清掃指導を含めたセルフケアが大切です。

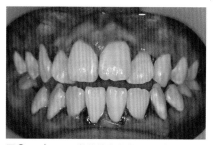

図❶　プラーク単独性歯肉炎。11歳4ヵ月、男児

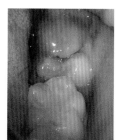

図❷　萌出性歯肉炎。6歳2ヵ月、女児

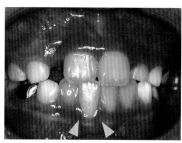

図❸　歯肉退縮。8歳3ヵ月、男児

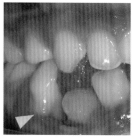
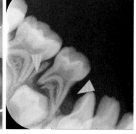

図❹　侵襲性歯周炎。6歳6ヵ月、女児。デンタルX線写真上で骨吸収像を認める

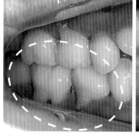
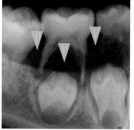

図❺　好中球減少症の患児にみられる歯周炎。7歳3ヵ月、女児。デンタルX線写真上で骨吸収像を認める

患児や保護者にプラーク単独性歯肉炎（図1）や萌出性歯肉炎（図2）、歯肉退
縮（図3）の状況をどのように説明しますか？　考えて書き出してみましょう。

【プラーク単独性歯肉炎（図1）】

【萌出性歯肉炎（図2）】

【歯肉退縮（図3）】

図4、5は小児で発症した歯周炎です。口腔内写真とデンタルX線写真から、歯
周組織にどのようなことが起こっているかを推測して、書き出してみましょう。

【侵襲性歯周炎（図4）】

【好中球減少症の患児にみられる歯周炎（図5）】

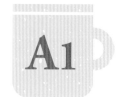歯周疾患のうち、炎症が歯肉に限局し、歯槽骨の吸収やアタッチメントロスが認められないものを歯肉炎と呼びます（**図6**）。小児における歯肉炎の発生頻度は、3歳で約33％、6歳で約42％、12歳では約67％と報告されています[1]。歯肉炎は、口腔内の不潔により引き起こされ、炎症の原因であるプラークをなくすことで、元の健康な歯肉の状態に戻ります。

プラーク単独性歯肉炎（単純性歯肉炎、不潔性歯肉炎：図1）

歯間乳頭部や歯肉辺縁部に生じる歯肉炎で、著しく発赤・腫脹し、出血しやすい状態です。不十分な口腔清掃が原因で起こることから、単純性歯肉炎、不潔性歯肉炎とも呼ばれます。乳歯列期、混合歯列期および永久歯列期においてもみられます。唾液の自浄作用が及びにくい上顎前歯部唇側では、食物残渣の停滞やプラークの付着が起こりやすく、歯肉炎の好発部位です。小児では、歯を磨かないことで起こる不潔性歯肉炎が多くみられます。図1では、全顎的に歯頸部にプラークが付着し、歯肉の発赤・腫脹を認めます。

歯垢染色などにより日ごろのブラッシング方法を確認し、患児と保護者にプラークの付着状況を確認してもらいます。患児と保護者のモチベーションを向上させることが大切です。

その後、年齢に応じた清掃指導を行い、歯科医院で機械的歯面清掃や歯石除去を行うことにより、健全な歯肉への回復が期待でき、比較的早期に治ります。

萌出性歯肉炎（図2）

萌出中の乳歯や永久歯の歯冠周囲にプラークが沈着したり、食物残渣が停滞することで生じる歯肉炎を、萌出性歯肉炎と呼びます。萌出中の歯の辺縁歯肉が明瞭な赤色を示し、歯肉弁の形成を認めますが、自覚症状は少ないといわれています。歯の萌出完了に伴って炎症は次第に改善し、治癒します。図2では、⌐6⌐遠心部に歯肉腫脹を認め、歯肉弁を形成しています。

口腔衛生指導の方法は、プラーク単独性歯肉炎と同じです。炎症が強く腫れを認める場合には、局所的な歯周ポケット内洗浄や抗菌薬を投与することもあります。それでも症状が改善しない場合は、歯肉弁切除を行うこともあります。

歯肉退縮（図3）

不正咬合や外傷性咬合によって、歯に過度な咬合力が継続的にかかることで引き起こされる歯周疾患です。混合歯列期の小児において、下

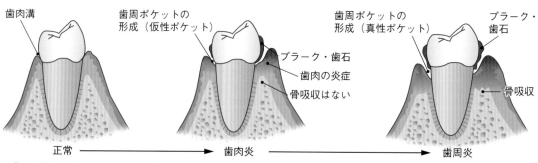

図❻　正常像と歯肉炎、歯周炎の比較

顎の前歯部にみられることが多いです。重症の場合は、歯の動揺と歯肉退縮が起こり、歯槽骨の吸収が起きてしまうこともあります。図3では、外傷性咬合による⊥歯頸部歯肉の退縮を認めます。

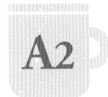

　過度のブラッシングは、歯肉退縮を悪化させることもありますので、患児と保護者に適切な清掃指導を行うことが重要です。咬合誘導を行い、咬合を改善する必要があります。　小児が発症する歯周疾患の大部分は、局所のプラークの付着をおもな原因とする歯肉炎であり、骨吸収を伴う歯周炎が発症することは非常に稀です。しかし、小児で歯周炎が起こっている場合は、全身疾患が原因であることが多く、注意が必要です。このような早期発症型の侵襲性歯周炎は、思春期前歯周炎、若年性歯周炎、急速進行性歯周炎に分類されています。若年者に発症しやすく、歯槽骨の急激な破壊を特徴とします。

● 侵襲性歯周炎（思春期前歯周炎、若年性歯周炎：図4）

　図4の口腔内写真およびデンタルX線写真からは、以下のことがわかります。

1．Ｃが早期に自然脱落
2．周囲歯肉の異常な退縮
3．Ｄ周辺の著しい歯槽骨の垂直的吸収

　このように、侵襲性歯周炎は若年者に発症しやすく、歯槽骨の急激な破壊を特徴とします。歯が突然グラグラして抜けてしまうこともあり、本症例では、Ｃが早期に脱落しています。病因は、プラークや歯周ポケット中のグラム陰性嫌気性菌、外傷性咬合が関係していると考えられ、進行は速く、予後は不良とされています。

　このような小児が来院した場合は、1〜2ヵ月間隔での専門的な口腔清掃と口腔衛生指導を徹底して行い続けることが必要です。炎症が強い部位では、歯周ポケットの洗浄、歯肉縁下プラークの除去、ペリオクリン®歯科用軟膏（サンスター）の投与などを行います。また、全身的な抗菌薬の長期投与が必要な場合もあります。

全身疾患に伴う歯周炎（図5）

　図5からは、以下のことがわかります。

1．ＥＤ歯肉の発赤・腫脹
2．ＥＤ根分岐部歯肉の退縮
3．ＥＤの著しい動揺

　とくにデンタルX線写真からは、ＥＤ歯槽骨の著しい吸収が認められます。

　このように、好中球減少症は好中球が減少して細菌の感染に対する抵抗力が低下しているために起こります。重傷の場合は、乳歯列期から重度な歯槽骨破壊がみられることもあります。

　その他に、ダウン症候群の患者では、早期からの歯肉炎の発症がみられ、小児期から歯周疾患を発症することもあります。発症頻度が稀なパピヨン・ルフェーブル症候群の患児では、乳歯萌出直後より歯周炎を発症して著しい歯槽骨吸収を引き起こし、歯が早期に脱落することもあります。

　1〜2ヵ月間隔での専門的な口腔清掃および口腔衛生指導の長期的な管理が大切です。全身状態が悪く、口腔内の炎症が強い時期は、消炎後にブラッシング指導や機械的歯面清掃を行うことを勧めます。患児の全身的な健康状態を把握して、指導することが重要です。

【参考文献】
1）甘利英一：小児の口腔軟組織疾患の年齢的変化 とくに歯肉炎について．小児歯科学雑誌，30（5）：867-881，1992.

03 軟組織異常
粘液嚢胞・上唇小帯異常・舌小帯異常

和田奏絵　岩本 勉

東京医科歯科大学 大学院医歯学総合研究科 小児歯科学・障害者歯科学分野　歯科医師

小児歯科の臨床でよく認められる口腔軟組織（以下、軟組織）の異常は、粘液嚢胞、上唇小帯異常、舌小帯異常です。小児歯科において歯科衛生士業務を行うためには、小児にみられる軟組織の異常や疾患の診察・検査・診断と、対応法および診療補助について理解することが大切です。軟組織異常はただちに治療を行うことは少なく、日常生活に及ぼす影響や口腔機能への問題、歯列咬合の発育への影響などを考慮して、介入する時期を決定します。

 粘液嚢胞

1．概説

軟組織に存在する小唾液腺の管や腺体が、損傷または閉塞することで唾液の分泌障害が生じ、腺体内あるいは腺周囲の組織に唾液が貯留してできる嚢胞です。下唇や舌、口腔底、頬粘膜、口蓋粘膜など、さまざまな口腔粘膜に発生します。とくに舌下部に発症するものを Blandin-Nuhn 腺嚢胞、口腔底に発症するものをガマ腫といいます。

発生原因は、誤って下唇を繰り返し咬む咬傷や、舌習癖をはじめとする口腔習癖などが挙げられます。また、歯列不正がある場合や萌出直後の永久歯は、切縁が鋭く尖っていることがあり、発生の原因になり得ます。

2．診察・検査・診断

境界明瞭な球状の腫瘤で、粘膜面が盛り上がり、色調は透明な青や白で、微出血を伴う場合は赤色で、周囲に硬結は認めません（**図1左**）。波動を伴い、自発痛はなく、自覚症状は違和感程度であることが多いです。粘液嚢胞のある場所に一致して上下顎の歯に鋭縁がないか、指で触診します。

3．対応法

患児が低年齢の場合は、処置に苦慮することがあります。処置法は、経過観察や微小開窓法、嚢胞摘出術があります。粘液嚢胞は自分で潰すなどして自壊し、再発なく治癒することもあります（**図1右**）。小児は、粘液嚢胞を気にして吸引し、遊ぶ習癖になることもあるので、本人や保護者への習癖の改善指導も大切です。

まずは損傷部に一致する歯の鋭縁を研磨し、経過観察します。舌癖が関係する場合は、口腔筋機能療法を行います。再発を繰り返す場合は、微小開窓法や嚢胞摘出術を行います。微小開窓法とは、縫合糸を嚢胞壁に穿通させることで小さな開窓孔を作り、嚢胞の内容物を排出させる方法です。簡単なのが利点ですが、縫合糸を清潔に保つなど、感染に注意が必要です。一方、嚢胞摘出術は粘膜切開後、粘膜嚢胞を周囲組織と剥離して小唾液腺を除去します。後者は患児

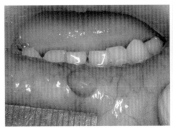

図❶　粘液嚢胞。3歳5ヵ月、女児。左：初診時。右：自潰後。再発はみられない

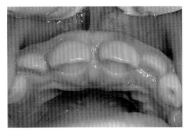

図❷　Blanch test によって、白い貧血帯が口蓋側切歯乳頭まで連続する

の協力が得られないと行えない方法です。

 上唇小帯異常

1．概説

　上唇小帯とは、上唇の正中で内側の粘膜から歯肉へと繋がるヒダ状の結合組織です。小児の成長や歯の萌出に伴う歯槽骨の成長により、ヒダの付着位置の退縮が進み、上顎永久前歯の萌出完了期に付着位置が安定します。このヒダが歯槽頂から中切歯口蓋側の乳頭まで繋がっている場合、上唇小帯異常と診断します。

2．診察・検査・診断

　上唇小帯異常によって起こる問題は、哺乳および歯磨きがしにくいことや、上顎中切歯の萌出位置への影響、ならびに正中離開などがあります。診断は、上唇を指で引き上げて小帯付着部に生じる白い貧血帯の広がりを観察するBlanch test により、付着位置を評価します（図2）。

3．対応法

　小児の成長や歯の萌出に伴って歯槽骨の高さが増加することで、上唇小帯の付着位置は改善される場合が多くみられます。一般的には、上顎中切歯の正中離開の原因になっていると診断されるまで、経過観察します。

1）哺乳期

　母乳を飲ませる際、乳児の上唇が見えずに内側に巻き込んだ状態で吸っている場合は浅吸いとなり、上手に哺乳できないことがあります。この場合、保護者の手助けで、巻き込んだ上唇を持ち上げて上唇が見えるようにすると、吸えるようになることもあります。また、出産した病院の母乳外来や母乳相談室と連携することもあります。この時期に、積極的に上唇小帯を切ることは、まずありません。

2）乳前歯萌出期

　上唇小帯が太く、乳前歯に隣接して、上唇小帯で乳前歯が隠れる場合は、清掃不良の原因になっている可能性があります。上唇小帯異常がなくても、歯磨きの際に上唇小帯に歯ブラシが直接触れることを嫌がる小児は多いです。上唇をやさしくめくり、上唇を指で軽く押さえて歯ブラシを当てる指導を行うとよいでしょう。

3）永久前歯萌出期

　上顎中切歯萌出期は、ugly duckling stage（みにくいあひるの子の時代）、またはカタカナの「ハの字」状に萌出するといわれるように、一般には正中離開を呈して萌出します。これは正常な歯の萌出であり、その後、側切歯が中切歯の遠心面を押しながら萌出することによって中切歯が正中に寄り、正中離開は閉鎖に向かいます。さらに、犬歯の萌出に伴って前歯6本の配列は安定します。

　しかし、上唇小帯があきらかに歯槽堤を越え

●上唇小帯切除術

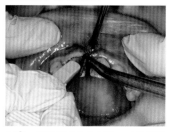

図❸　唇を押さえながら、メスで口蓋側・歯槽頂・唇側に付着している上唇小帯を切除していく

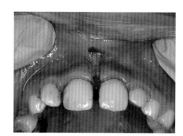

図❹　切除後、縫合前

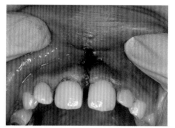

図❺　創の縫合後。歯槽頂部の創は縫合しない

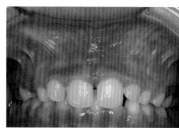
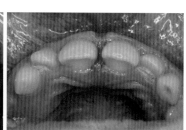

図❻　術後1週間

て切歯乳頭と連続している場合は、正中離開が閉鎖しないことがあります。この時期に合わせて上唇小帯切除術（図3〜6）を行うと、スムーズな正中離開の改善が見込まれます。

 舌小帯異常

1．概説

　舌小帯とは、舌と口腔底を繋いでいる薄い結合組織性の粘膜ヒダです。新生児の舌小帯は厚く短く、舌尖部付近まで付着していることがありますが、成長に伴って長く扁平に引き伸ばされます。また、付着部位は下顎歯槽堤の高さや舌の成長に伴い、舌尖から舌体のほうへ後退していきます。

　しかし、成長によっても舌小帯の変化が起きず、突っ張りが強い場合は、舌の運動が制限されます。舌の運動機能評価を行いながら、最適な治療介入時期を検討します。

2．診察・検査・診断

　舌小帯異常によって起こる問題は、哺乳しにくい、低位舌、発音・発語への影響、下顎中切歯の萌出位置への影響、ならびに下顎前歯の正中離開などがあります。

　舌に運動制限がないかは、舌を突出あるいは挙上、左右の口角を舐めてもらうなどの運動を観察することで診断します（図7）。舌小帯短縮症では、舌の先端を前方あるいは上方に移動させると、同部がハート型にくびれますが、それが必ずしも口腔機能障害（構音障害、摂食機能障害）に結びつくとはいえません。機能や咬合も一緒に診察し、問題点を見極めることが大切です。

3．対応法

1）新生児期、乳児期前期

　哺乳の問題は、哺乳指導で改善することが多く、舌小帯短縮症が哺乳障害の主たる原因なのかどうかは慎重な判断が必要です。哺乳指導で

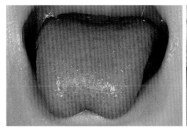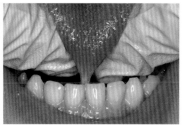

図❼　舌小帯異常の診断。左：ハート状舌（分葉舌）。右：付着位置や長さ、太さについて、舌を指で持ち上げながら診察する

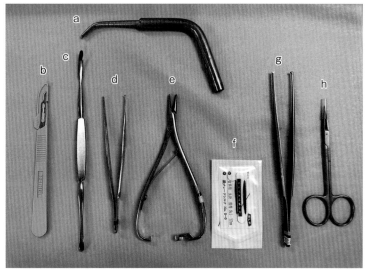

図❽　小帯切除に用いる器材。a：外科用吸引管（細口バキューム）、b：No.15メス、c：粘膜剥離子、d：有鉤ピンセット（短）、e：持針器、f：縫合糸と縫合針、g：有鉤ピンセット（長）、h：抜糸剪刀

は、出産した病院の母乳外来や母乳相談室と連携することもあります。

2）幼児期前半

　成長に伴い、舌の発育と舌小帯の位置は変化し、口腔機能障害が改善する可能性があります。構音機能や摂食機能に関連する問題がある場合、必要に応じて言語聴覚士との連携や摂食嚥下指導を行います。

3）幼児期後半

　発音は一般に5歳代で完成しますので、それまで慎重に観察し、6歳前後になお発音障害がある場合や、舌の運動機能に問題がある場合に

は、必要性を判断したうえで、手術を行います。このとき、手術のみでは舌運動機能は改善しないことも多いので、手術前後の口腔筋機能療法は必須です。

4）学童期

　下顎中切歯の正中離開の原因や、舌突出癖の要因になっていたりする場合は、口腔筋機能療法を行いながら手術を検討します。

小帯切除に用いる器材

　小帯切除に用いる器材を**図8**に示します。

01 診療体系
治療の流れや小児歯科治療の特異性

岩本 勉 東京医科歯科大学 大学院医歯学総合研究科 小児歯科学・障害者歯科学分野　歯科医師

　国民における口腔の健康への関心と理解の高まりにより、歯科衛生士は専門職としての役割がますます期待されています。従来の保健指導や予防業務に留まらず、食育や摂食嚥下支援、口腔機能発達支援、周術期管理など、活躍の場はどんどん広がってきています。とくに口腔と全身の健康の相関関係があきらかにされてきており、生涯を健康で過ごすために口腔保健の礎である小児歯科の重要性は、以前にも増して強く求められています。このような時代を迎え、歯科衛生士には、他の専門職との連携はもちろん、多様化する社会や患者のニーズに合わせた視点と能力が求められるようになっています。日本小児歯科学会認定歯科衛生士を取得する方も年々増加しており、小児歯科領域で専門性をもって活躍することが今後期待されます。

小児歯科での役割

　成長の発達過程にある子どもを診る小児歯科では、発育に伴う変化や生活環境を鑑みながら、必要な治療と定期診査、および口腔衛生指導を繰り返し、健全な永久歯列咬合が完成するまで管理を行います。したがって、歯科衛生士は予防処置や保健指導、診療補助において、歯科医師と連携しながら小児歯科の中心的な役割を担います。

前向きで積極的な行動を育む

　小児は自らの意思で歯科医院を選んだり、来院したりはしません。来院の際には、小児は大きな不安を抱え、また、過去の経験によっては、歯科の受診をこのうえない苦痛と感じる場合も

あります。まずは小児が抱える不安を理解したうえで、年齢における発育を評価し、それに合わせて少しずつ不安を解きながら、歯科治療の協働を促していく必要があります。

　小児は経験を通して成長します。1から10のうち、10を到達目標とした場合、3の段階にある小児に対して、いきなり10を求めてはなりません。少しでもできたら褒めてあげましょう。われわれが提供する環境により、小児の歯科での適応行動が飛躍的に広がってきます。やむを得ず抑制下で治療を行った場合も、治療後の精神的ケアによって次に繋がる成長を育むことができます。

小児歯科三角と歯科衛生士

　成人の歯科診療が患者と医療者（歯科医師や

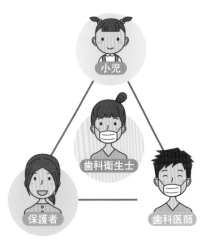

図❶　小児歯科三角

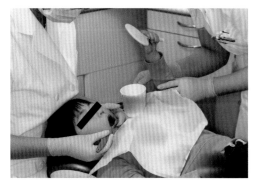

図❷　フォーハンドシステム（フォーハンドテクニック）

歯科衛生士など）の関係であるのに対し、小児歯科診療は、小児や保護者、医療者の関係となり、これを小児歯科三角といいます（**図1**）。小児の場合、歯科治療に関する説明と同意に対して理解が十分に得られないこともあるため、保護者に行わなければなりません。また、治療への協力性を高めるためには、保護者の役割は非常に大きいといえます。

　歯科衛生士は、小児歯科三角の中心に立って三者の信頼関係を繋ぎ、治療を円滑に進める役割を担うことが期待されます。小児に優しく声をかけて励ましたり、体をさすってあげたりするなどのちょっとした心遣いが不安を和らげます。また、保護者には不安や悩みなどを傾聴し、わかりやすく丁寧な説明に努めることで、信頼を得られます。

チェアータイムの短縮に繋がるフォーハンドシステム

　小児は長時間の診療に耐えられませんので、チェアータイムの短縮に努める必要があります。そこで小児の診療では、術者と介助者の4つの手で行うことを基本とし、これをフォーハンドシステム、あるいはフォーハンドテクニックといいます（**図2**）。

　そのため、歯科衛生士には歯科医師と同等の専門知識が求められます。治療内容を把握し、事前に器材の準備をしてください。治療中は手際よく、診療補助を行います。また、小児は予期せぬ動きや体調が変化することがあります。したがって、治療途中で小児から目を離さないように注意しましょう。

健康の自律獲得支援

　たとえ健全な永久歯列を完成させることができたとしても、小児が自身で口腔の健康を管理できなくては、その後、急速に口腔は崩壊へと向かっていきます。

　生涯を健康で過ごすためには、自らの口腔の健康を守ることができる健康の自律獲得支援を、幼少期から継続して行う必要があります。発達段階や小児を取り巻く環境を読み取りながら、個々の成長発達に合わせ、生涯にわたって健康行動がとれるように支援と指導を実践してください。

02　治療の原則①　麻酔法

大石敦之　岩本 勉
東京医科歯科大学 大学院医歯学総合研究科 小児歯科学・障害者歯科学分野　歯科医師

　小児は成人と異なり、治療中の痛みを我慢してくれません。協力児であっても、われわれ歯科医療従事者や保護者が小児に痛みを連想させてしまったり、実際に痛みを与えてしまったりした場合には、たちまち不協力児になってしまうこともあります。これでは治療が難しくなるだけではなく、小児や保護者との信頼関係も揺らいでしまいます。一方で、多くの小児や保護者は「歯の治療は痛い」と心配しています。そのため、痛みのない治療は小児の協力性を高め、小児や保護者からの信頼獲得に直結します。小児歯科の実践において、局所麻酔はそれだけ重要な役割を担います。

準備①：麻酔薬の選択

　う蝕の程度や治療内容、年齢、既往歴、アレルギー、治療後の咬傷リスク、当日の体調などを考慮して、麻酔薬を選択して実施します。全身状態に問題がない場合は、少量の薬液で長時間の麻酔作用が得られる血管収縮薬添加のエピネフリン含有リドカイン塩酸塩（オーラ®注歯科用など）が多く用いられます。

　アレルギー誘発のリスクが高い場合や治療後の咬傷のリスクが高い場合は、メピバカイン塩酸塩（スキャンドネスト®）を用いることもあります。これは、スキャンドネスト®は防腐剤が無添加であるため、アレルギーを誘発するリスクが低いと考えられていることと、血管収縮薬も無添加であるため、麻酔作用の持続時間が約30分と短く、術後すみやかに麻酔が切れることで咬傷リスクを低減するためです。

準備②：麻酔器の組み立て

　小児は注射器の形や針の存在に敏感なので、カートリッジと麻酔針の組み立ては、小児の入室前に行います。入室の際、麻酔器にはエプロンなどを被せて隠すなどの工夫をし、小児の視界に入らないように準備します。

局所麻酔の手順①：表面麻酔

　表面麻酔薬は、浸潤麻酔薬よりも数倍高濃度のため、よく効きます。そのため、口の中の広範囲に塗り広げると不快感に繋がるため、塗布は注射針の刺入部位に限局し、ゲル状のものが流れにくく扱いやすいです。指で口唇や頬粘膜を十分に圧排し、刺入部位をロールワッテやガーゼなどで防湿してエアーで乾燥させてから、綿棒や小綿球で表面麻酔薬を塗布します。表面麻酔中に不意に顔を動かされても、ワッテを口

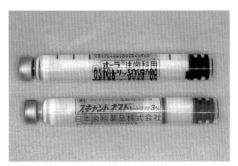

図❶　上：オーラ®注歯科用カートリッジ1.8mL（昭和薬品化工）、下：スキャンドネスト®カートリッジ3％（日本歯科薬品）

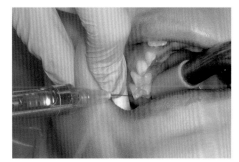

図❷　浸潤麻酔の様子（6|萌出遅延開窓術）

腔内へ落としたり、塗布面がズレないように、両手ともレストをしっかりとった状態で2分ほど保持します。このとき、表面麻酔薬の味で患児を不協力にさせないことが大切です。しっかりと防湿をし、舌で舐めないように注意します。

 局所麻酔の手順②：浸潤麻酔

表面麻酔後、口腔内を水洗し、刺入点の口唇・頬粘膜を十分に伸展して乾燥させると、麻酔面に皺ができます。表面麻酔と同様に、患部の口唇と頬粘膜を左手で伸展・圧排し、麻酔面から浸潤麻酔を刺入します（**図2**）。

一連の作業において、介助者は患児から麻酔器が見えないように術者に受け渡し、浸潤麻酔中の患児の不意の体動に備えます（**図3**）。また、針刺し事故を起こさないように、麻酔針の延長線上に術者や介助者の指が位置することがないように注意します。

 患児への声がけ

処置中は、患児に対して絶えず声がけを行います。患児がどんな態度でも、「できているよ」、「大丈夫だよ」、「えらいね」など、つねに穏やかにポジティブな言葉をかけるように心がけましょう。

反対に、「痛くない？」、「苦くない？」、「怖

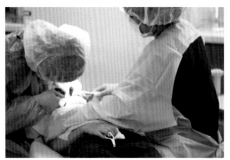

図❸　浸潤麻酔を受けている患児と、歯科医師、介助者の様子

くない？」などのネガティブな言葉の疑問形や否定形、「チクッとするよ」、「嫌だよね」、「我慢して」などの苦痛を連想させる声がけは、患児の不安を増大させ、患児を不協力にさせます。保護者の声がけが、ネガティブに誘導している場面もしばしば見受けられますので、保護者の言動にも気を配る必要があります。

 処置後の飲食や咬傷

エピネフリン含有リドカイン塩酸塩の場合およそ2～3時間、スキャンドネスト®では30分ほど作用が持続します。その間の食事は控えることと、飲みこぼしに対する注意を保護者と患児に伝えます。とくに低年齢児では、口唇を吸ったり触ったりすることで傷がつくおそれがありますので、保護者への注意喚起が必要です。咬傷は、清潔にして治癒を待ちます。

03 治療の原則② 歯冠修復

大石敦之　岩本 勉

東京医科歯科大学 大学院医歯学総合研究科 小児歯科学・障害者歯科学分野　歯科医師

　小児の歯冠修復には、コンポジットレジン（CR）修復や乳歯冠、乳前歯の CR ジャケット冠修復、インレー修復などが挙げられます。CR 修復は、う蝕が象牙質に達するう蝕症第 2 度（C2）に最も多く適応され、近年は材料の物性向上により、適応範囲がさらに広がりつつあります。乳歯冠や乳前歯の CR ジャケット冠修復は、それぞれ乳臼歯と乳前歯の多歯面に生じた C2 や、根管治療を行った後のう蝕症第 3 度（C3）処置歯に適応されます。

　治療を円滑に進めるためには、各ステップで使用する器具の準備と、治療の流れを事前に把握しておく必要があります。とくに小児は、処置時間が長くなるほど、協力度が低下するため、介助者にも手際のよい手技が求められます。

CR 修復の介助

1．準備

　小児が入室する前に、処置に使用する器材をすべてすぐに使える状態で、チェアーサイドに揃えておきます。ただし、ボンディング材や CR など、光や大気中で反応や揮発する材料は、使用直前に出すようにします。

2．局所麻酔

　麻酔法の項（本章02）を参照。

3．ラバーダム装着

　ラバーダムの使用は、術野を明示し、軟組織損傷や、注水で小児がむせるリスクを低減する他、接着作業中の確実な防湿に効果的であるため、必要な手技です。また、クランプは適応する歯によって形が異なり、無翼型・有翼型で装着方法が違いますので、歯科医師と事前に打ち

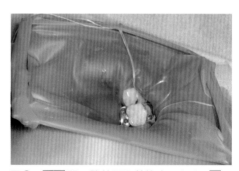

図❶　E D 間の隣接面う蝕治療のため、E にクランプをかけてラバーダムを装着した状態

合わせをしておきます。普段から装着する練習をしておくとよいでしょう。

　図1に、E のラバーダム装着後を示します。クランプは、口腔内に誤って落下させないように、デンタルフロスで結んでおきます。E にクランプを装着後、ラバーの四隅をフレームに張ってダムを作り、D の歯頸部をデンタルフ

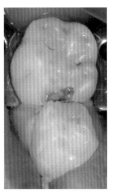 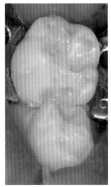 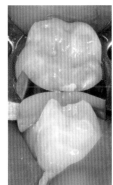 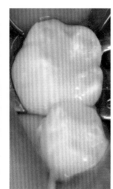

a：う蝕除去前　　　b：う蝕除去後　　　c：充塡作業中　　　d：形態修正後
図❷a〜d　　ED　のCR修復過程

ロスで結紮して、ラバーの浮き上がりを防止します。ラバーで鼻孔を塞がないように気をつけます。

　ラバーダム装着下の歯科治療時の注意点として、開咬器を併用することもあるため、とくに不協力児では開咬器の位置が口腔内でズレて歯肉を傷つけないように注意が必要です。また、治療中に嘔吐することもあります。その場合は、クランプをかけていない側に頭部を傾け、嘔吐物を口腔外へ排出させて吸引操作を行います。

　加えて、医療事故のケースでは、ラバーダム装着が麻酔薬によるアナフィラキシーや中毒の発見の遅れの原因となっていることがあります。呼吸状況や口唇の色を適宜確認し、循環動態に細心の注意を払いましょう。リスクに応じて、生体モニターを利用します。

4．う蝕除去と窩洞形成

　注水下での作業が多いため、吸引はラバーダムから水がこぼれないようにします。また、ラバーに当たった水を飛散させないように、介助位置に注意します。さらに、ラバーダム装着により、口腔内の状況が見えにくくなるため、口腔内に唾液が溜まっていないかなどをこまめにチェックし、適宜吸引します。患児が自身の唾液でむせることがあるので、注意が必要です。

5．接着・充塡操作

　ラバーダム装着を行っても、状況によっては唾液や歯肉溝滲出液がラバーダムの隙間から少しずつ上がってくることもあります。接着・充塡作業中は、ラバーダム上の水分を適宜吸引し、接着面の防湿を保ちます。とくに隣接面の充塡では、隔壁の装着や歯間離開などの操作手順が増えますので、スピーディーな作業が要求されます。光照射は多方向から複数回照射します。

　小児のう蝕では、1歯に複数の窩洞を認めることがあります（図2）。隣接面や歯頸部付近の窩洞を含む場合は、窩洞の位置による防湿の安定性や隔壁の装着作業、充塡のしやすさを考慮して順序よく操作します。

　また、う窩の深さによって間接覆髄材で裏層することや、部位によってフロアブルレジンやペーストのレジンを使い分けることもあります。歯科医師と介助者の息の合った作業がとくに求められる場面です。

6．処置後の確認

　充塡物の形態修正後にラバーダムを撤去して、咬合とデンタルフロスの通りを確認します。浸潤麻酔を使用した場合は、治療終了後に患児が誤咬しないように、患児と保護者に注意を促します。

04 治療の原則③　歯内療法

大石敦之　岩本 勉

東京医科歯科大学 大学院医歯学総合研究科 小児歯科学・障害者歯科学分野　歯科医師

　乳歯と幼若永久歯の歯内療法は、成人に行う永久歯の歯内療法と異なる考え方や手技が求められます。乳歯の歯内療法は、病巣の広がりと永久歯胚の成長度、さらに永久歯交換までを見越して治療方針を決定します。とくに交換が近い乳歯や歯根吸収が進んだ乳歯、根尖病巣または根分岐部病変によって後継永久歯へ悪影響を及ぼすおそれがある乳歯などには、歯内療法で保存を試みるより、抜歯が望ましい場合もあります。これは、乳歯に生じた根尖病巣によって永久歯に形成不全や萌出方向の異常などの問題が出現することがあるためです。

　一方、幼若永久歯の歯内療法は、歯根の壁が薄く、根尖が開いているため、根管充塡後の歯冠修復も含めて難症例になることがあります。また、小児の歯髄や歯周組織の修復能力は高いと考えられているため、生活歯髄切断、アペキソゲネーシス、アペキシフィケーションといった、歯に硬組織を誘導する治療法も適応されます。

乳歯の歯内療法を始める前に

　歯内療法は歯科医師がすべての処置を行いますが、歯科衛生士が準備や介助の流れを正しく理解していることは、円滑な治療の実現に大きく貢献します。

①診断には、乳歯の根尖と後継永久歯胚の位置を確認できるデンタルX線写真が必須です。

②患児と保護者に、治療後は定期的なX線診査を含めた経過観察が必要で、経過不良の場合は、再治療や抜歯になることを説明します。

③乳歯の根管充塡材には、乳歯歯根の生理的な吸収に配慮して、水酸化カルシウム糊剤（ビタペックス®）などの吸収性糊剤を使用します。永久歯と交換する乳歯には非吸収性の

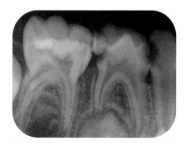

図❶　症例1。4歳8ヵ月、女児。D|に生じた C₃ 急性化膿性全部性歯髄炎

ガッタパーチャポイントは絶対禁忌です。

小児への歯内療法の種類と症例

1．抜髄

　強い自発痛や冷温水痛を呈する全部性歯髄炎に行われます。十分に局所麻酔が効いた状態で

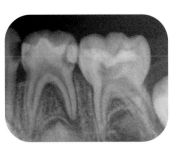

図❷ 症例2。4歳8ヵ月、女児。
D̲の遠心根に生じた C₃慢性化膿性
根尖性歯周炎

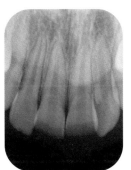

a：初診時

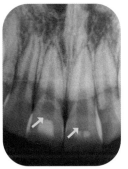

b：術後1ヵ月

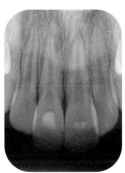

c：術後5ヵ月

図❸ a～c 症例3。初診時9歳10ヵ月、女児。1|1 に生じた露髄を伴う歯
冠破折。水酸化カルシウムを用いて生活歯髄切断を行った

行いますが、急性期には麻酔が効きにくいこと
もあります。よって、処置中は患児の様子につ
ねに気を配ってください。

●症例1 （図1）

▪患者：4歳、女児

▪診断：D̲の C₃急性化膿性全部性歯髄炎

　D̲の遠心隣接面から咬合面にかけて充塡物
周囲にう窩が形成されています。自発痛があり、
温度刺激や咬合痛がみられました。デンタルＸ
線写真では近遠心の隣接面に透過像を認め、と
くに遠心側の透過像は歯髄に近接しています。
実際の治療では、う蝕は歯髄腔に達して歯根部
歯髄まで炎症の波及を認めたため、抜髄をしま
した。

2．感染根管治療

　歯髄が失活し、炎症が歯根周囲の歯周組織に
まで波及した場合に行います。デンタルＸ線写
真において、根尖部や根分岐部に透過像が写り
ます。歯根吸収が進んでいたり永久歯胚への影
響が予測されたりする場合は、抜歯することも
あります。

●症例2 （図2）

▪患者：4歳、女児

▪診断：D̲の C₃慢性化膿性根尖性歯周炎
　遠心隣接面の充塡物周囲にう窩を形成してい

ます。咬合痛があり、歯肉の腫れと歯の動揺を
認めました。デンタルＸ線写真では、遠心隣接
面の透過像が歯髄腔と連続しており、遠心根の
根尖部から根分岐部にかけて、透過性の亢進と
歯根膜腔の拡大がみられました。歯髄は茶色く
変性していました。

3．生活歯髄切断

　う蝕除去後の偶発的な点状露髄や外傷による
新鮮露髄などで、歯髄の炎症が歯冠部に限局し
ている症例に行います。十分に局所麻酔が効い
た状態で歯冠部の歯髄を切断し、洗浄後に覆髄
材料を髄腔内に留置し、切断面にデンティンブ
リッジの形成を促します。歯髄の活性が高い小
児に選択されることが多い治療法です。

●症例3 （図3）

▪患者：9歳、女児

▪診断：露髄を伴う1|1の歯冠破折

　転倒により1|1を破折し、同日受診しました。
冷水痛があり、視診にて露髄を確認できました。
デンタルＸ線写真には歯根破折や転位を認めま
せんでしたので、生活歯髄切断を行い、コンポ
ジットレジン修復を行いました。術後のデンタ
ルＸ線写真にて、デンティンブリッジの形成を
確認できました（**図3b矢印**）。

05 治療の原則④ 外科処置

柿野聡子　岩本 勉

東京医科歯科大学 大学院医歯学総合研究科 小児歯科学・障害者歯科学分野　歯科医師

　小児歯科診療において、外科処置が必要となる疾患にたびたび遭遇します。患児は心身ともに成長発育途上にあるため、外科処置は恐怖心を伴うことが多く、保護者も不安を抱くことがあります。しかし、適切な時期に処置を行うことで、歯列咬合を正しい成長へと導くことができます。そのため、不安への配慮をしながら、安心・安全に実施するために、全身的既往歴や服薬の有無など、十分な医療面接が必要です。また、浸潤麻酔を確実に奏効させて無痛処置を行うことは、患児の協力を得て処置を成功させるための大前提となります。安全な外科処置を行うためには、診療補助者が適切な声がけや介助を行うことも大切で、その役割は大きいといえます。

乳歯の抜歯

　抜歯の理由として、う蝕による歯冠崩壊や歯根の病的吸収（**図1**）、永久歯との交換期、乳歯晩期残存（**図2**）などが挙げられます。保護者が問題に気づいていない場合もあるため、定期健診では歯の動揺や歯肉の発赤・腫脹、永久歯の異所萌出などの異常がないかを確認します。

抜歯の際、術者が抜去歯を口腔内へ誤って落下させるおそれがあるので、誤飲・誤嚥を起こさせないように注意します。

過剰歯の摘出

　小児歯科臨床でしばしば遭遇する過剰歯は上顎正中部に好発し、歯冠が鼻腔側を向いている逆生と、他の歯と同じ萌出方向を向いている順

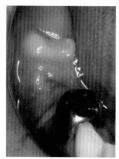
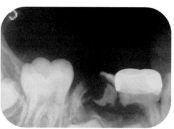

図❶　6歳8ヵ月、女児。ED̄は残根、歯根吸収のため抜歯

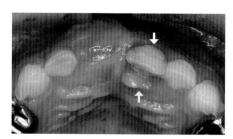

図❷　6歳8ヵ月、女児。A（白矢印）が残存したまま1（黄矢印）が口蓋側から萌出中

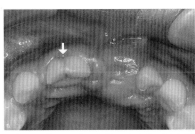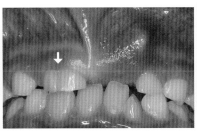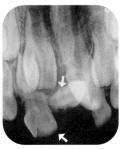

図❸　8歳0ヵ月、女児。癒合歯（白矢印）と埋伏過剰歯（黄矢印）

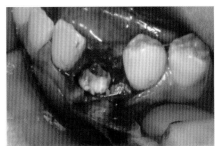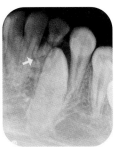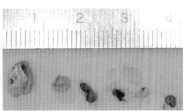

図❹　13歳0ヵ月、男子。集合性歯牙腫（矢印）による⌐3の萌出不全

生があります。上顎前歯の萌出
期に正中離開が異常に大きい、
歯の萌出量の左右差が大きい、
萌出方向の異常を認めるなどの
場合には、過剰歯の存在を疑っ
てX線診査を行い、発見に至る
ことがあります（図3）。放置
すると、永久歯胚の発育や萌出
方向に異常を来す可能性があります。

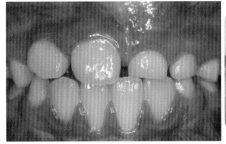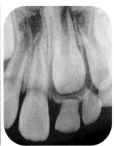

図❺　11歳5ヵ月、男児。⌐ＡＢの晩期残存と⌐1の埋伏

 歯牙腫の摘出

　歯牙腫は歯胚の形成異常によって生じ、集合
性歯牙腫（小さな歯様構造物の集塊）と複雑性
歯牙腫（歯の構造があきらかではなく、歯様硬
組織が不規則に混在したもの）[1]、その両方を
含む複合性歯牙腫があります。歯牙腫は永久歯
の萌出障害の原因となり得るため、摘出します
（図4）。歯科用コーンビームCTにより、歯牙
腫や永久歯胚の位置を3次元的に精査します。

 萌出困難歯の開窓

　永久歯の萌出時期を過ぎているにもかかわら
ず、後継永久歯が萌出しない場合があります（図
5）。埋伏歯を覆っている肥厚した歯肉の切除
や骨の切削を行うことで萌出を促します。自然
に萌出しない場合は、牽引などの咬合誘導を行
うこともあります。

【参考文献】
1）日本小児歯科学会（編）：小児歯科学専門用語集　第2版.
医歯薬出版，東京，2020.

06　治療の原則⑤　外傷歯への対応

柿野聡子　岩本 勉

東京医科歯科大学 大学院医歯学総合研究科 小児歯科学・障害者歯科学分野　歯科医師

　　小児が口腔を受傷する頻度は高く、運動機能が発達途上の１〜３歳や、学童期に入って活動量の増える７〜９歳にとくに多くみられます。外傷の発生は予測がつかず、急な事態に不安を隠せない保護者、ショックを受けて落ち込む患児は少なくありません。受傷歯の約７割は上顎前歯であるため、審美的な問題も生じます。しかし、外傷は初期の対応が適切であれば、好ましい予後を期待できます。確実な医療面接による情報収集、迅速な初期対応が予後を左右します。また、受傷後はさまざまな変化が起こり得るため、処置後は継続して長期的な経過観察を行います。

口腔外傷への初期対応

1．医療面接と診査

　外傷初診時の記録は、経過観察を行っていくうえで重要です（**図1**）。いつ、どこで、どのように受傷したのか、自覚症状、出血などの情報収集を行います。歯の位置の変化や咬合の異常について、本人ならびに保護者とも確認をします。また、受傷後の変化を観察するために、口腔内写真やX線写真も撮影しておきます。

2．口腔内の応急処置

　歯の脱臼（**図2**）や破折（**図3**）、亀裂は、通常は複数の所見が合併します。初期対応として、重度の脱臼歯に対しては整復固定、破折面や亀裂のある歯には被覆や必要に応じて歯髄の保護を行います。完全脱落した歯は再植できる場合があります。また、乳歯の陥入では、経過観察で自然再萌出を待つ場合もあります。

3．ホームケアと感染予防

　創傷治癒の過程では、家庭での毎日のケアによって口腔内を清潔に保つことが何よりも大切で、それには口腔衛生指導が大事な役割を担います。歯磨きが基本となりますが、傷があって難しい場合は、含嗽剤とほぐした綿棒を用いて受傷部の消毒を行うように指導します。また、シュガーコントロールや栄養補給を行い、安静にして十分な休養をとることも必要です。

外傷後の経過観察

　歯の変色（**図4**）や歯髄腔狭窄、歯髄壊死、歯根吸収などの不良所見（**図5**）の多くは、受傷後１年以内に認められます。症状や受傷時の状況に合わせ、慎重な経過観察を行います。

【参考文献】
1）宮新美智世, 他：クリティカルパスを用いた小児の歯の外傷診療と課題. 日本外傷歯学会誌, 11（1）：46-54, 2015.

●主訴と全身状態
• いかがされましたか（いま一番、お困りの点は何ですか）
• からだの異常はありますか（○はいくつしてもかまいません）
　頭痛、吐き気、発熱、食欲不振、鼻血、鼻水、目の動きの異常、その他＿＿＿＿＿＿＿＿＿＿＿＿＿＿

●受傷時の状況
• いつケガをしましたか
• どこでケガをしましたか
• どの部位をケガしましたか
• 何が、どのようにぶつかったのですか
• 以前に歯のケガを受けたことがありますか

●破折や脱臼について
• 歯の位置がずれたと思いますか
• 歯の破片や落ちた歯を持ってきましたか
　（はいの場合）
　　歯を見つけたのはいつですか
　　落ちた歯は、どこにありましたか
　　見つけてからいままでどのように保存しましたか
　　何かで洗いましたか

●疼痛症状
• 触らなくても痛いのはどこですか
• 触ると痛いのはどこですか
• 他にどんな痛みがありますか
　　水はしみますか
　　血は出ましたか
　　（はいの場合）
　　　どのくらいの時間出ましたか

●食事や歯磨きはできるか？
• 食事はケガの後で食べられるもの＿＿＿＿＿＿＿＿＿＿
　　　　　　　　　食べられないもの＿＿＿＿＿＿＿＿＿＿
　　　　　　　　　しみたり、痛い食べ物は＿＿＿＿＿＿＿＿
• ケガの後、歯磨きはできますか、痛みますか
• 家にウガイ薬はありますか
　（はいの場合：商品名＿＿＿＿＿＿＿＿＿＿＿＿＿）
• よくとる飲み物、間食を教えてください

図❶　歯の外傷に関する確認事項（参考文献[1]より引用改変）

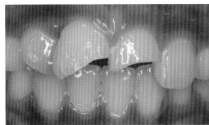
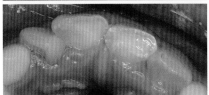
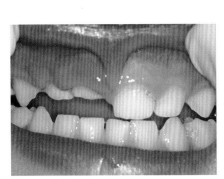

図❷　2歳6ヵ月、女児。B A|の陥入

図❸　9歳0ヵ月、女児。1|1の歯冠破折

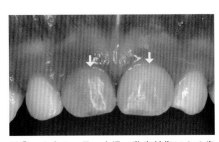

図❹　3歳3ヵ月、女児。乳歯外傷による歯の変色（矢印）

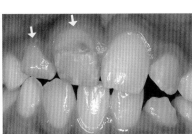

図❺　8歳6ヵ月、女児。乳歯外傷による2 1|の形態異常（矢印）

07 治療の原則⑥ 咬合誘導

柿野聡子　岩本 勉

東京医科歯科大学 大学院医歯学総合研究科 小児歯科学・障害者歯科学分野　歯科医師

　咬合誘導では、個々の患児にとって最も望ましい歯列咬合が得られるように環境を整え、歯列咬合を育成します。そのため、歯・顎骨・筋の調和を乱す因子がある場合はそれらを取り除き、本来の成長発育過程を辿れるように軌道修正を図ります。咬合誘導には、乳歯の早期喪失により生じたスペースを後継永久歯のために維持する静的咬合誘導（保隙処置）や、歯や顎骨の位置を動かして本来あるべき場所へ誘導する動的咬合誘導、口腔習癖除去のための治療などがあります。治療の目標を達成するためには、患児や保護者の協力を得ることが大事で、治療の意義を患児および保護者と共有することがとても大切です。

咬合の異常

　顎骨の成長を妨げる咬合や歯列不正によって顎位に異常がある症例（**図1、2**）では、不正な因子を取り除く治療を行うことにより、正常咬合へと誘導します。

保隙装置の種類

　保隙処置（**図3〜5**）は、乳歯を早期喪失し

た部位の水平的・垂直的空間を、永久歯が萌出するまでの期間、保持する治療法です。

習癖除去装置

　口腔習癖には、吸指癖や咬唇癖、咬爪癖、口

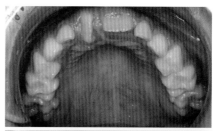

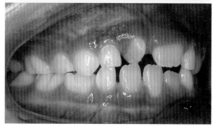

図❷　7歳6ヵ月、男児。過剰歯による $\underline{1}$ の捻転（過剰歯の摘出後、咬合誘導開始前）

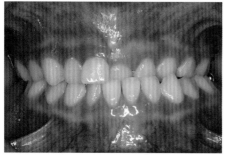

図❶　4歳10ヵ月、女児。$\dfrac{A\sim E}{A\sim E}\Big|\dfrac{A}{A}$ の乳歯列交叉咬合

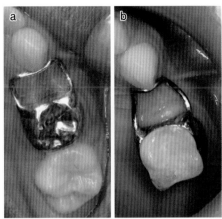

図❸　a：7歳4ヵ月、女児。クラウンループ。
b：5歳2ヵ月、男児。バンドループ

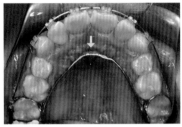

図❹　9歳6ヵ月、女児。ナンスのホー
ルディングアーチ（矢印）

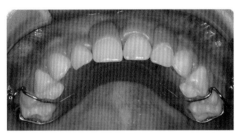

図❺　3歳10ヵ月、男児。可撤式保隙装置

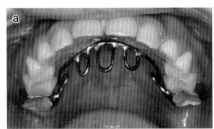
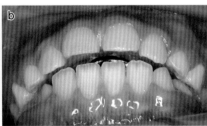

図❻a〜c　9歳1ヵ月、女児。a：習癖除去装置の装着、b：$\frac{C+C}{C+C}$に開咬が生じている、c：親指の吸いだこ

呼吸など、さまざまなものがあります。図6は、
吸指癖により開咬が生じていますが、習癖除去
装置の装着をきっかけにその習癖をやめること
ができ、開咬は改善しました。習癖は、その背
景にある問題を探り、患児や保護者との対話を
受けてアドバイスすることによって解決するこ
とも多く、心理的なアプローチも必要となりま
す。

咬合誘導装置の管理

　咬合誘導装置の装着後は、歯列咬合の異常を
誘発していないか、変形や破損の有無などを確
認します。また、装置によるう蝕や歯周疾患の
誘発を防ぐためにも口腔衛生指導を行い、家庭
での口腔ケアのポイントを説明します。

08 救急時における歯科衛生士の役割

井口麻美　藤井一維 日本歯科大学新潟生命歯学部 歯科麻酔学講座　歯科医師

　小児は、成長発育途中であるため、解剖学的特徴や生理学的反応、薬剤反応など、成人とはあらゆる面で異なります。よって、小児の歯科治療の際には、特別な配慮が必要となります。

　歯科は上気道と近接する口腔内が治療対象のため、治療時に誤飲や誤嚥を発生する危険性があります。また、小児は身体の恒常性を保つためのバランスが非常に繊細で、呼吸器系や循環器系、代謝系、体温調整などが成人とは異なります（表1）[1]。

　呼吸器系では、呼吸筋や胸郭の発達が未熟であり、酸素消費量が大きく、解剖学的な気道狭窄も相まって、低酸素症に陥りやすいとされています。また、消化器系では、胃食道逆流の発生率が高く、嘔吐による気道閉塞も危惧されます。循環器系では、心拍出量は心拍数依存性によって決定されるため、循環を保つには心拍数の維持が重要です。とくに、小児は副交感神経系が優位で、迷走神経刺激などによって容易に心拍数が低下し、血圧も低下する危険性があります。他にも、尿濃縮力が低く、水分交換率が高いことから、脱水に注意する必要があります。加えて、小児は薬物に対する作用も成人とは異なるため、年齢による薬理学的、薬物学的考慮が必要です（表2）[1, 2]。

表❶　年齢による呼吸数、心拍数、血圧の変化

年齢	呼吸数（回／分）	心拍数（回／分）	血圧（mmHg）	
			収縮期血圧	拡張期血圧
1歳	30	120	95	65
3歳	25	100	100	70
12歳	20	80	110	60

表❷　小児における局所麻酔薬の基準最高使用量（わが国では小児への歯科用局所麻酔薬の安全性は確立されていないため、使用量は必要かつ最小限に留め、過量投与にならないように注意が必要である）（参考文献[2]より引用改変）

局所麻酔薬	基準最高使用量
2％リドカイン（1／8万アドレナリン含有）	4.4mg/kg
3％プロピトカイン（0.03単位オクタプレシン含有）	6 mg/kg
3％メピバカイン	4.4mg/kg

使用する局所麻酔薬による合併症のうち、アナフィラキシーとメトヘモグロビン血症の症状を下の1）から、必要な機器や対応を下の2）から選びましょう。

1．アナフィラキシー

　1）症状＿＿＿＿＿＿＿＿＿＿＿＿＿＿＿＿＿＿＿＿＿＿＿＿＿＿＿＿＿

　2）必要な機器や対応 ＿＿＿＿＿＿＿＿＿＿＿＿＿＿＿＿＿＿＿＿＿＿＿

　　＿＿＿＿＿＿＿＿＿＿＿＿＿＿＿＿＿＿＿＿＿＿＿＿＿＿＿＿＿＿＿＿

2．メトヘモグロビン血症

　1）症状＿＿＿＿＿＿＿＿＿＿＿＿＿＿＿＿＿＿＿＿＿＿＿＿＿＿＿＿＿

　2）必要な機器や対応 ＿＿＿＿＿＿＿＿＿＿＿＿＿＿＿＿＿＿＿＿＿＿＿

　　＿＿＿＿＿＿＿＿＿＿＿＿＿＿＿＿＿＿＿＿＿＿＿＿＿＿＿＿＿＿＿＿

　1）症状：発赤、蕁麻疹、喘息様発作、気管支痙攣、咽頭浮腫、血圧低下、意識消失、チアノーゼ、頭痛、めまい、呼吸困難、意識障害

　2）必要な機器や対応：血圧計、心電図計、パルスオキシメータ、AED、バイタルサインの確認、酸素投与、アドレナリン投与、メチレンブルー投与、気道確保、心肺蘇生法

 異物による気道閉塞や心肺停止など、小児の容態が急変した際に行う救急蘇生法の手順をそれぞれ①〜③から選びましょう。

【異物による気道閉塞】

　①チョークサインの確認→背部叩打→胸部突き上げ

　②胸部突き上げ→チョークサインの確認→背部叩打

　③背部叩打→チョークサインの確認→胸部突き上げ

　※チョークサイン：両手で首を押さえるようなポーズをとり、息苦しさや窒息を周りに知らせるサイン

【心肺停止】

　①意識の確認→呼吸・脈の確認→胸骨圧迫→ AED

　② AED →胸骨圧迫→呼吸・脈の確認→意識の確認

　③胸骨圧迫→呼吸・脈の確認→意識の確認→ AED

A1 小児では、局所麻酔薬によるアレルギーやメトヘモグロビン血症に注意します。

1．歯科治療時に起こり得るアレルギー

臨床現場で遭遇する機会は少ないといわれていますが、アナフィラキシーを発症した際には、急激に全身状態が悪化するおそれがあるため、早急な対応が必要です。

1）**原因**：局所麻酔薬およびその添加物で生じる可能性が報告されています。さらに歯科治療時には、抗菌薬、ヨード剤、鎮痛薬、ラテックスなどが抗原となり得るので、注意が必要です[3]。

2）**症状**：ガイドラインでは、アナフィラキシーは、「アレルギーとなりうるものへの曝露後に①急速に発現する皮膚・粘膜症状、②呼吸器症状、③循環器症状、④持続する消化器症状」のなかで、2つ以上に該当する場合としています。さらに、血圧低下や意識障害を伴う場合には、アナフィラキシーショックと定義しています[3]。アレルゲンと接触することにより、発赤、発疹、水疱形成、蕁麻疹、浮腫、喘息様発作、気管支痙攣、喉頭浮腫、血圧低下、頻脈、不整脈、意識消失、最悪の場合は心停止に至ります。

3）**対応（表3、4）**：アナフィラキシー発症時には体位変換をきっかけに急変する可能性が

あるため、急に立ったり座ったりさせないようにします。原則として、仰臥位で下肢を挙上させ、嘔吐している場合は顔を横向きにします。

バイタルサインを確認し、皮膚、体重を評価し、院内の救急態勢に沿って対応します。治療の第1選択薬はアドレナリンで、0.01mg/kg（最大量：0.3mg）を臀部や大腿など、比較的大きな筋肉を選択して筋肉内投与します。代替としては、エピペン®0.3mg（体重30kg以上）、あるいはエピペン®0.15mg（体重15～30kg）を筋肉内投与します[3]。呼吸促迫を呈している場合や、喘息などの呼吸器疾患がある場合は、流量6～8L/分の酸素投与を行います。頻回かつ定期的に血圧、脈拍、呼吸状態、酸素化を評価し、必要に応じて心肺蘇生を開始します。

2．局所麻酔薬によるメトヘモグロビン血症

プロピトカインやアミノ安息香酸エチルによって発症する可能性がある全身的偶発症です。発症するとチアノーゼや頭痛、めまい、呼吸困難、意識障害などの症状が出現します。とくにアミノ安息香酸エチルはメトヘモグロビン血症を引き起こすおそれがあるため、2歳未満の乳幼児には禁忌としています[4]。対応としてはメチレンブルーの投与（ただし歯科で常備する薬ではありません）や酸素投与を行います。

救急蘇生法とは？

A2 小児の心停止は、呼吸状態悪化や呼吸停止に引き続く心停止（呼吸原性心停止）

表❸　測定のために必要な機器と緊急時プロトコール（参考文献[4]より引用改変）

- 聴診器
- 血圧計、血圧測定用カフ（小児用）、継続的な非侵襲性の血圧計
- 時計
- 心電図計
- パルスオキシメータ
- 除細動器（AED）
- 臨床所見と治療内容の記録用フローチャート
- アナフィラキシー、心肺停止時のために文章化された緊急時プロトコール

表❹　治療に必要な医療機器（参考文献[4]より引用改変）

- 酸素
- リザーバーつきアンビューバッグ（容量：成人700～1,000mL、小児100～700mL）
- フェイスマスク（小児用）
- 経鼻エアウェイ
- 静脈ルートを確保するための用具一式

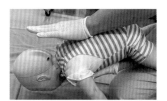
図❶　乳児の気道異物除去①：左右の肩甲骨の中間部を手掌基部で叩打する背部叩打法

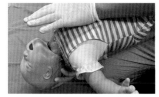
図❷　乳児の気道異物除去②：胸骨圧迫と同じ位置で胸部を突き上げる胸部突き上げ法

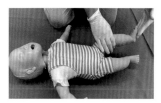
図❸　反応の確認（乳児）：足底部を刺激し、大きな声で呼びかける

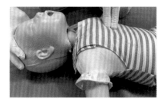
図❹　乳児の胸骨圧迫（2本指圧迫法）：人差し指と中指を使い、胸骨の下半分の位置を圧迫する

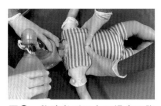
図❺　救助者が2人の場合の胸骨圧迫（胸部包み込み両拇指迫法）：胸郭を包み込み圧迫する

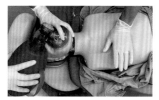
図❻　小児の胸骨圧迫（片手法）：1歳から思春期（おおむね中学生）では、片手または両手どちらで行ってもよい

が成人と比較して多く、低年齢の小児になるほどその傾向が強いと考えられています。容態が急変した際に行う手順を考えてみましょう。

1．異物による気道閉塞（正解：①）

声が出せない場合やチョークサインを認めるときには、緊急対応が必要です。

1）反応がある場合：小児では、腹部突き上げ法か背部叩打法を5回ずつ交互に行う（**図1、2**）。

2）反応がない場合（なくなった場合）：異物が排出されずに反応がなくなった場合は、救急蘇生法に移行します。

2．心肺停止（正解：①）

1）意識の確認：小児の場合は両肩を叩き、乳児は足底部を刺激する（**図3**）。

2）呼吸・脈の確認：10秒以内に呼吸・脈の確認を行い、呼吸がないか、死戦期呼吸（しゃくり上げるような不規則な呼吸）の場合には心停止と判断します。

3）胸骨圧迫：救助者が1人の場合は、胸骨圧迫と人工呼吸は30：2の比率で行い、救助者が2人の場合は、15：2の比率で行います。胸骨圧迫は100〜120回／分のテンポで体幹の厚みの約1/3の深さまで押します（**図4〜6**）。

4）AEDの使用：小児用のAEDは成人に使用できませんが、小児用がないときには成人用の使用は容認されます[5]。

歯科治療の際には、表情や顔色、呼吸などをよく観察し、必要に応じて血圧計や経皮的酸素飽和度計などを装着して、急変した際は迅速な対応とともに経緯を記録することが重要です。また、緊急時に備えて、日ごろから術者ならびにスタッフで情報を共有することが肝要です。

【参考文献】
1）正木栄二：小児の麻酔管理．歯科麻酔学 第8版，福島和昭（監），医歯薬出版，東京，2019：419-431．
2）一般社団法人日本歯科麻酔学会：安全な歯科局所麻酔に関するステートメント．2019．
3）日本アレルギー学会 Anaphylaxis 対策特別委員会：アナフィラキシーガイドライン．2014．
4）丹羽 均：歯科治療における全身的偶発症．歯科麻酔学 第8版，福島和昭（監），医歯薬出版，東京，2019：504-521．
5）高橋誠治：一次救命処置（2015年ガイドライン）．歯科におけるくすりの使い方2019-2022，金子明寛，他（編），デンタルダイヤモンド社，東京，2018：322-326．

保護者への予防教育

平野慶子 岡山大学病院 小児歯科　歯科医師

仲野道代 岡山大学大学院 医歯薬学総合研究科 小児歯科学分野　歯科医師

　保護者への予防教育は、小児歯科における予防の要^{かなめ}であると考えます。なぜなら、小児への指導は成人と異なり、保護者の考えに大きく左右されるからです。

　初診時の医療面接では、保護者の考えや健康観、家庭環境を把握して、各家庭に応じた実現可能な予防教育を行う必要があります。また、小児の環境は時間とともに変化していくため、定期健診のたびに積極的に医療面接を行うことが望ましいです。

　昨今では、小児の健康にかかわる情報を、保護者がインターネットなどから簡単に取得できるようになりました。しかし、それらは一面的であったり、その小児の環境に適していないことが多々あるため、対面で歯科衛生士が行う予防教育は、保護者にとって大きな価値があります。

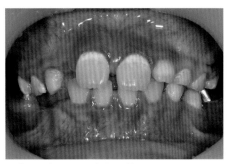

図❶　8歳、男児の初期う蝕

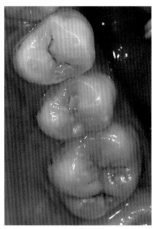

図❷　27歳、男性の臼歯部裂溝の初期う蝕。乳歯列期からの長期的な口腔内管理により、初期う蝕に留まっている

Q1 ミュータンスレンサ球菌の伝播を防ぐための対処方法を考えて、書き出してみましょう。

Q2 初期う蝕（CO：図1、2）の対処方法と進行抑制について、その病態を踏まえて書き出してみましょう。

【対処方法】

【進行抑制】

細菌の定着

A1

新生児の歯がない時期では、う蝕に関連した細菌が常在菌として定着することはありません。しかし、乳歯が萌出すると、う蝕原性細菌であるミュータンスレンサ球菌が定着する可能性が出てきます。その定着時期は、1歳半〜2歳半ごろ（19〜31ヵ月）までが最も多いといわれています[1]。それを過ぎると、特定の種類の細菌が常在菌として定着し、生活に大きな変化がなければ、常在菌が入れ替わることはほとんどないといわれています。そのため、まずは3歳ごろまでを目安に、細菌感染に気を配る生活を続けるように指導します。

 保護者の口腔内を清潔に保つ

保護者の口腔内にプラークが蓄積し、う蝕が進行すると、ミュータンスレンサ球菌が増殖します。成人すると学校歯科検診などの機会がなくなり、痛みがなければ歯科医院に行かない方も多いと思います。しかし、小さなう蝕でも歯の表面に穴が開けばそこにプラークが蓄積しやすくなり、ミュータンスレンサ球菌が増殖して、唾液などを介して小児に伝播する可能性が非常に高まります。唾液に多くのミュータンスレンサ球菌が存在する保護者からは、小児に伝播しやすいことが証明されています[2]。

また、保護者が口腔清掃を徹底し、スクロースの摂取回数を減らすことも必要です。とくに避けてほしいのは、保護者が咀嚼した食べものを小児に与えることです。成人のミュータンスレンサ球菌の数は小児よりも格段に多いので、たとえう蝕を治療して口腔内を清掃した状態であっても、絶対に避けるように指導します。

 小児の口腔内を清潔に保つ

保護者の口腔内のミュータンスレンサ球菌を減らしても、小児がスクロースを摂取する回数が多いと、ミュータンスレンサ球菌が定着しやすくなります。わずか一口のお菓子やジュースにも、ミュータンスレンサ球菌の増殖に必要な十分量のスクロースが含まれています。3歳まではスクロースを含む食品の摂取をできるだけ避け、それが難しい場合は、時間を決めた食事や間食の際に、可能なかぎり短い時間で摂取するようにします。

小児の口腔清掃は、乳歯が萌出してきたら、習慣づけも兼ねて歯ブラシで磨くようにします。たいていの小児は嫌がりますが、初めは磨く歯の本数もわずかです。短い時間で仕上げ磨きを行い、褒めてあげるようにして、歯の本数が増えるにしたがって磨く時間を少しずつ延ばします。3歳までの小児が口腔清掃を嫌がるのは当然ですので、嫌がっても最低1日1回は磨くように指導します。

家庭環境によっては、前述の指導内容の実行が難しい場合があります。とくにスクロースの制限は難しいこともありますが、定期健診時に保護者ができていることとできていないことを聴取して、指導します。できていることを評価して、やる気が出るように話すとよいでしょう。

 初期う蝕

A2

初期う蝕は、文字どおりう蝕の初期段階であり、永久歯が萌出するころに学校歯科検診で見つかることが多いです。学校歯科検診の基準[3]では、

1．小窩裂溝の実質欠損は認めないが、褐色があるもの

2．平滑面の白濁、白斑、褐色斑があるもの

3．隣接面の歯質の変色によるう蝕を疑うが、う窩が確認できないもの

とされています。学校歯科検診後に歯科を受診すると、口腔清掃後の探針による精査や、DIAGNOdent®（カボデンタルシステムズ）といったレーザー機器による診査、Ｘ線写真撮影などを行い、場合によっては記録のために口腔内写真を撮影し、総合的に診断して治療計画を立てます。

　萌出したての永久歯は幼若永久歯と呼ばれ、無機質が少なく、非常に軟らかい状態です。一方で、フッ化物に対する反応性は高く、再石灰化が非常に行われやすいです。

 対処方法

　幼若永久歯は充塡物を接着するボンディング材などがうまく作用せず、脱落しやすいです。また、初期う蝕になった原因を除去せずに患歯を削って充塡すると、同じ歯の他の部分や充塡物の周囲がう蝕になり、再治療となる可能性が高まります。したがって、この時期の初期う蝕の治療は侵襲的なものではなく、以下のような方法が推奨されます[4]。

1．小窩裂溝に褐色があるものに対しては、清掃後にシーラント塡塞を行う

2．平滑面の白濁、白斑、褐色斑にはフッ化物塗布を行う

3．隣接面の歯質の変色はＸ線写真撮影を行い、象牙質に及ぶあきらかな透過像がなければ、デンタルフロスの使用法を指導する

　また、スクロースの摂取回数や清涼飲料水の飲用習慣などを聴取し、食事指導を行います。併せて、初期う蝕の部位を説明し、それに対するブラッシング方法やデンタルフロスの使用法などの口腔衛生指導を行います。

　その後は、現状を保つために必ず定期健診を行い、う蝕が進行している場合は充塡処置に切り替えます。充塡処置に至った場合は、萌出直後の永久歯は露髄しやすく歯質も軟らかいので、将来的に歯質の再石灰化が十分に進んでから最終修復を行うことを念頭に、できるだけ歯質の切削を少なくすることを心がけます。

 進行抑制

　初期う蝕は、残念ながら元の健康な歯の状態に戻ることはありません。そのため、一度初期う蝕に罹患すると、場合によっては学校歯科検診で何度も指摘されることがあります。しかし、前述の食事指導や口腔衛生指導、フッ化物塗布が奏効すれば、う蝕の進行を抑制できます。ただし、初期う蝕は進行する可能性もあるため、必ず歯科受診を勧めてください。

　学校歯科検診で初期う蝕が見つかったことは、歯科医院を受診するきっかけとなり、小児の口腔の健康維持にとって非常に意義があることだと思います。さらに、日々の臨床において、初期う蝕は削って詰めて治すものではなく、進行の抑制が重要であることを念頭において、小児と保護者への指導をしっかりと行うことが大切です。

【参考文献】
1）Caufield PW, Cutter GR, Dasanayake AP: Initial acquisition of *mutans streptococci* by infants: evidence for a discrete window of infectivity. J Dent Res, 72(1): 37-45. 1993.

2）Berkowitz RJ, et al: Maternal salivary levels of *Streptococcus mutans* and primary oral infection of infants. Arch Oral Biol, 26(2): 147-149, 1981.

3）日本学校歯科医会：学校での歯・口腔の健康診断における探針使用について．https://www.nichigakushi.or.jp/dentist/material/infomation.html（2020年10月20日 最終アクセス）

4）日本歯科保存学会（編）：う蝕治療ガイドライン第2版．17-52. http://www.hozon.or.jp/member/publication/guideline/file/guideline_2015.pdf（2020年8月31日最終アクセス）

02 乳幼児期の歯磨き指導

梶 美奈子 北海道医療大学病院 歯科衛生部　歯科衛生士

　永久歯う蝕と乳歯う蝕の関係では、小学校6年生の児童を対象に、現時点と3歳児健診時のう蝕の本数を比較した報告があります。これによると、乳歯う蝕の本数が多いほど、永久歯う蝕の本数が多いとされており、永久歯と乳歯のう蝕には、強い関連性があると考えられます[1]。

　乳幼児期は、歯磨きや食事などの基本的な習慣を身につけ、生涯を通じた口腔の健康づくりの土台となる時期です（図1）[2]。小児歯科では、将来にわたり自身の口腔の健康を守れるように支援し、保護者にもその必要性を理解してもらうことが重要です。小児の口腔の健康は保護者の協力なくして成立しません。

　小児は1歳半から歯ブラシを自分で口の中に入れ始め、発達とともに段階的に上達し、全歯面に歯ブラシを当てられるようになるのは5歳以上であるという報告があります[3]。したがって、保護者には小児の成長に合わせて支援してもらう必要があります。

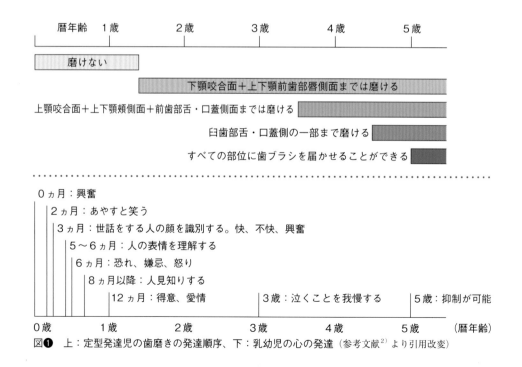

図❶　上：定型発達児の歯磨きの発達順序、下：乳幼児の心の発達（参考文献[2]より引用改変）

Q1 小児を歯磨きに慣れさせるために、乳歯の萌出前と萌出後、それぞれどのように対応するか、使用するアイテムや嫌がる際の対処も考えて書き出しましょう。

【乳歯萌出前】

【乳歯萌出後】

Q2 仕上げ磨きは何歳まで行うか、また、歯磨きをしているのにう蝕になるのはなぜか、それぞれの理由を考えて書き出しましょう。

【仕上げ磨きは何歳まで行うかとその理由】

【歯磨きをしているのにう蝕になる理由】

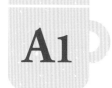

A1 　保護者は、萌出してきたかわいい乳歯（**図2**）をどう磨けばよいのか悩み、「むし歯にはしたくないが、嫌がられる」と戸惑いながら、"歯磨きモンスター"に変身しているかもしれません。毎回の歯磨きで泣かれては、「あなたのためなのに……」と愚痴の一つもこぼしたくなります。そんな気持ちを汲み取りつつ、的確な歯磨き指導ができるとよいでしょう。

　理想的には、歯磨き中はできるだけ笑顔で優しく、他の兄弟・姉妹などの家族と楽しみながらできれば、親子ともに喜びの時間になると思います（**図3**）。しかし、現実はそううまくいきません。保護者には、小児が嫌がっても歯磨きを続けてもらわなければなりません（**図4**）。

　情動の発達を考えると、生後3ヵ月では、快・不快・興奮のみで、6ヵ月でさらに怒りなど、1歳までに得意・愛情が分化します[4]。そのため、最初はできるだけ楽しい雰囲気で歯磨きを始め、1歳ごろの歯磨きでは、得意気をもたせるために褒めることが必要となります。

　乳歯萌出前は顔や口などに触れて、口腔内に手や歯ブラシを入れられることに慣れさせます。乳歯が萌出してきたら、濡れたガーゼや綿棒、あるいは歯磨き用ウエットシートなどを使用し、徐々に歯ブラシに移行します。母子健康手帳の1歳児の項目に「歯磨きの練習を始めていますか？」と記載があるので、そのころまでに歯ブラシに慣れていれば成功といえるでしょう。

　しかし、成長には個人差があり、誰もが同様にできるとはかぎりません。そこで、こんなアドバイスはいかがでしょうか？「う蝕原因菌であるミュータンスレンサ球菌は、1歳半〜2歳半ごろ（19〜31ヵ月）に初感染するとされています（感染の窓）[5,6]。この時期の定着をできるかぎり予防することが肝要です」。とくにう蝕は感染症であるため、まずは保護者が自身の口腔の健康に関心をもつことが重要です。

　無理やり歯磨きすると、歯磨き嫌いになるのでは？　と懸念する方もいますが、一般的に3歳以前の体験は記憶として残りにくいとされ、これを「幼児期健忘」といいます[7]。だからといって、何をしてもよいわけではありませんが、小児が嫌がっても歯磨きを繰り返し行うことで、眠い時間は歯磨きを避ける、歯磨き中に唾液を飲み込むタイミングを合わせられるようになるなど、親子ともに学習していくものです。

　また、2歳半〜3歳ごろの乳歯列完成後は、隣接面う蝕にも注意します。デンタルフロスを使用し、予防に努めてもらうことも大切です。

　普段から小児と一緒に過ごす保護者と話し合い、そのうえで適切なアドバイスを行うことで、オーダーメイドの指導になると思います。

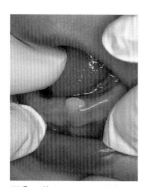

図❷　萌出したての乳歯

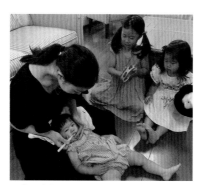

図❸　家族で楽しみながら歯磨き

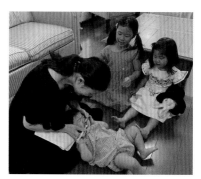

図❹　小児が嫌がっても歯磨きを続ける

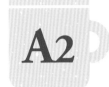

A2

図1に示したように、5歳までは自分ですべての歯に歯ブラシを当てられません。しかしこれは、5歳からは仕上げ磨きをしなくてもよいということではありません。小児は成長に伴って自己主張が強くなり、仕上げ磨きを嫌がることもあります。仕上げ磨きには、年齢や成長の度合い、歯並びなど、さまざまな条件を考慮した指導が必要です。

仕上げ磨きを何歳まで行うべきかは断言しにくいです。教科書や成書には、第1大臼歯の萌出が完了する8〜9歳までや、第2大臼歯が萌出する12歳までなどと示されています。

小児は成長とともに歯磨きをできる範囲が広がりますが、歯ブラシを渡して放置せずに見守り、転倒などの事故を防ぐように指導します。喉突き防止対策が施された小児用歯ブラシなどの使用も有効です（**図5**）。また、小児が磨けない部分を見極め、保護者がそれを補う必要があります。仕上げ磨きは、口腔内全体がよく見えるように寝かせて磨くことを勧めます（**図6**）。

この時期は、将来的に小児が自身で磨けるようになるまで、「食後に歯を磨く」、「デンタルフロスを使う」などの基本的な口腔清掃習慣を身につける準備期（刷り込み期）です。

3歳ごろに乳歯の萌出が完了すると、隣接面う蝕が増加します。隣接面の清掃には、保護者によるフロッシングを行います（**図7**）。早くから補助清掃用具に触れさせることで、将来的に継続して使用できると思います。

WHO（世界保健機関）はフッ化物配合歯磨剤のう蝕予防効果を認めており、2006年にわが国のフッ化物応用研究会が、「フッ化物配合歯磨剤応用マニュアル」[8]を示しました。

歯科衛生士は、「磨いていると磨けているは違う」と突き放さず、歯磨きのテクニックや使用する道具などの正しい情報を伝えるように心がけ、小児の自立まで見守ることが必要です。

【参考文献】
1）林 祐行，他：永久歯齲蝕発病と乳歯齲蝕の関係：3歳時と小学校6年時の齲蝕罹患状況の比較検討．口腔衛生学会雑誌，46（5）：734-744，1996.
2）厚生労働省：https://www.mhlw.go.jp/www1/topics/kenko21_11/b6.html（2020年7月25日最終アクセス）
3）小笠原 正：発達障害児のブラッシング行動におけるレディネスに関する研究 第1編 健常児の認知行動．障歯誌，10（2）：1-20，1989.
4）黒須一夫：現代小児歯科学 基礎と臨床．医歯薬出版，東京，1994.
5）小児科と小児歯科の保健検討委員会：母乳とむし歯−現在の考え方．小児保健研究，63（3）：350，2004.
6）小児科と小児歯科の保健検討委員会：「イオン飲料とむし歯」に関する考え方．小児保健研究，63（3）：351-353，2004.
7）日本心理学会：心理学Q＆A．http://www.psych.or.jp/interest/ff-25.html（2020年8月9日最終アクセス）
8）フッ化物応用研究会（編）：う蝕予防のためのフッ化物配合歯磨剤応用マニュアル．社会保険研究所，東京，2006.

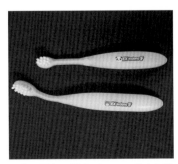

図❺ 頸部に弾力がある、喉突き防止用の小児用歯ブラシ（EX kodomo F：ライオン歯科材）

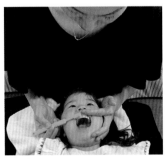

図❻ 保護者による寝かせ磨き

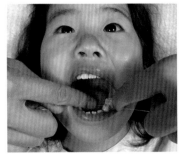

図❼ 保護者によるフロッシング。保護者自身がデンタルフロス未使用なら、ホルダー付きのものから始める

就学以降の歯磨き指導

梶 美奈子 北海道医療大学病院 歯科衛生部 歯科衛生士

　小学校入学以降は、学校の友だちと遊んだり、習いごとを始めたりするなど、小児自身の社会が広がっていきます。保護者は成長を微笑ましく見守る一方で、隅々まで目を配ることが難しくなります。また、小学校入学から中学校入学にかけて、乳歯が抜けて永久歯が萌出する歯の交換期が続きます。萌出したばかりの幼若永久歯は未成熟であり、2〜3年ほどかけて成熟します。この時期にフッ化物を積極的に応用することで、より強固な歯質に誘導できます。さらに、歯磨きの方法やセルフケア用品（図1）の使用法、適切な食習慣なども身につけなければなりません。小学校高学年ごろからは反抗期を迎え、仕上げ磨きを嫌がることが増えます。小児の行動を尊重しながら、保護者のチェックも必要な時期です。

　平成28年歯科疾患実態調査[1]では、10〜14歳の4割ほどに歯肉からの出血を認めています。う蝕に加えて、歯周病の予防も考慮した指導が必要です。

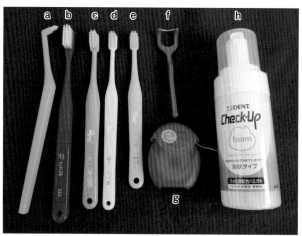

図❶　セルフケア用品。a：プラウト（オーラルケア）、b：タフト24（オーラルケア）、c：タフト20（オーラルケア）、d：マミー17（オーラルケア）、e：タフト17（オーラルケア）、f：デントイーエックスウルトラフロス（ライオン歯科材）、g：デントイーフロス（ライオン歯科材）、h：チェックアップフォーム（ライオン歯科材）

Q1 6歳ごろ、9歳ごろ、12歳ごろの各時期で、歯磨きの際に注意すべきことを考え、必要なセルフケア用品（図1）と使用のポイントを書き出しましょう。

【6歳ごろ】

【9歳ごろ】

【12歳ごろ】

Q2 小児が電動歯ブラシを使用するメリットと注意点について考え、書き出しましょう。

【メリット】

【注意点】

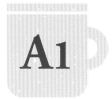

歯の交換時期は個人差があるものの、5〜6歳から12〜13歳ごろにかけて行われます。そのため、口腔内の状態に合わせた歯磨き指導が必要です。必要なものは、歯ブラシ、デンタルフロス、ワンタフトブラシ、フッ化物配合歯磨剤などです（図1）。

 6歳ごろ

第1大臼歯が萌出し始め、切歯が交換を迎える時期です。また、歯磨きに必要な指などによる微細運動の発達もほぼ完了しています。とくに第1大臼歯は歯肉弁で覆われ、萌出直後にう蝕になる可能性があるので注意します。歯ブラシを横から挿入して磨くなどの工夫が必要ですが、小児自身では難しく、まだまだ保護者による仕上げ磨きが必要です（図2）。

仕上げ磨きは寝かせて行います。とくに上顎の第1大臼歯などは見えにくいので、意識して確認します。歯垢染色剤などを使用して、小児自身に磨き残しを確認させることも、歯磨きのモチベーションを高めるきっかけになります。

 9歳ごろ

前歯が生え替わるなど、永久歯への交換が盛んな時期を迎え、叢生が徐々に明確になるなど、口腔内がより複雑な状態になることがあります。そのため、まだ保護者のチェックが必要です。

第1大臼歯は成熟してきますが、側方歯群は幼若な時期が続きます。叢生などがある場合は、保護者による一歯磨きやフロッシングを行います。ワンタフトブラシは、側方歯群の一歯磨きに有効です（図3）。デンタルフロスは、小児本人にも使用してもらいます（図4）。

 12歳ごろ

第2大臼歯が萌出し、永久歯列が完成します。う蝕に加えて歯周病の予防も考慮した指導が必要です。また、親離れした自立的な口腔の健康づくりを確立していく時期です（図5）。さらに、反抗期と重なり、仕上げ磨きが難しくなると思います。頻度は減っても、保護者のチェックが必要です。

歯周病予防のために歯頸部を意識して磨きます。加えて、1度目は歯磨剤をつけずに、あるいはつけて磨き、2度目は歯ブラシにフッ化物配合歯磨剤をつけ、口腔内に行きわたらせるように磨いて1回洗口する、ダブルブラッシング[2]を勧めます。

どの時期においても、定期健診で歯科医師や歯科衛生士の指導を受けることが重要です。

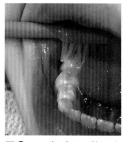

図❷ 6歳ごろ。第1大臼歯の磨き方

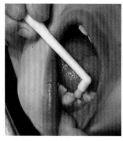

図❸ 9歳ごろ。ワンタフトブラシによる側方歯群の一歯磨き

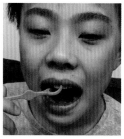

図❹ 9歳ごろ。デンタルフロスは小児本人にも使用してもらう

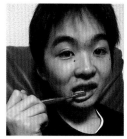

図❺ 12歳ごろ。歯磨きの自立

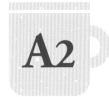

A2

電動歯ブラシの使用法

仕上げ歯磨きを嫌がったり、いくら歯磨きを促しても反抗期で言うことを聞かなかったり、気がついたら蝕になっていたりなどの経験からか、昨今では電動歯ブラシについて質問する保護者が多くなったと感じます。筆者はこれまで、あまり積極的に電動歯ブラシを勧めてきませんでした。しかし、現在は電動歯ブラシの性能が大きく向上し、わが国では仕上げ磨き用として0歳から使用可能なものや、本人磨き用として4歳から使用可能なもの（**図6**）が販売されています。

また、電動歯ブラシと手用歯ブラシを比較して、プラーク除去効果と歯肉炎の消失のいずれも、電動歯ブラシを用いたほうが効果があったと報告されています[3]。その効果だけをみると、魔法の歯ブラシに思えますが、電動歯ブラシはどんな使い方でも口腔の健康を保てるわけではありません。ブラシのサイズや振動の強さ、回転の速さ、歯や歯肉に当てる強さ、歯並びに適した使用法、隣接面プラークへの対応など、手用歯ブラシと同様に検討が必要です。電動歯ブラシは、歯科医院で保護者とともに指導を受け、正しく使用することで、本来の能力を発揮します。

幅広植毛歯ブラシ（図7）の有用性

テレビコマーシャルなどで、ヘッド部が大きめの歯ブラシをよく目にしますが、筆者はその効果に懐疑的でした。しかし、渡辺ら[4]の報告によると、成人に対して、コンパクトヘッドの歯ブラシと幅広植毛歯ブラシを比較した研究では、その効果に有意差は認められず、使用感の満足度は幅広歯ブラシのほうが高かったとし

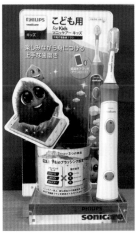

図❻　本人磨き用として4歳から使用可能な電動歯ブラシ（ソニッケアーキッズ：フィリップス）

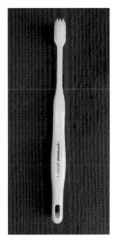

図❼　混合歯列後期から使用できる幅広植毛歯ブラシ（DENT.EX systema genki j：ライオン歯科材）

ています。

小児はしっかりと自身の歯を磨くことが難しく、保護者の仕上げ磨きが必須です。小児自身の幅広植毛歯ブラシの使用は、通常の歯ブラシと比較して小回りが利きませんが、幅広であるぶん全体的に磨けるので、ヘッド部が大きめの歯ブラシを使用する意義はあると思います。

使用する歯ブラシや補助清掃用具、歯磨剤、歯磨きの方法は、年齢や成長に応じて変更しなければなりません。小児と保護者には、幼いころに習得した知識や技術で歯科疾患を一生予防できるわけではないことを理解してもらい、いまの自分に適した歯磨きを継続してほしいと思います。

【参考文献】
1）厚生労働省：平成28年歯科疾患実態調査. https://www. mhlw.go.jp/toukei/list/62-28.html（2020年8月27日最終アクセス）
2）荒川浩久：フッ化物応用 フッ化物の効果的な使い方を説明しましょう. 歯科衛生士, 44（1）：68-75, 2020.
3）Munirah Yaacob, et al: Powered versus manual toothbrushing for oral health. Cochrane Database Syst Rev, 17（6）：2014. DOI: 10.1002/14651858.CD002281.pub3
4）渡辺孝章, 他：最近の歯ブラシ事情―なぜ今, 幅広植毛歯ブラシなのか―. 日本歯周病学会誌, 60（2）：87-94, 2018.

04 フッ化物応用と注意点

中村佐和子 東京都・医療法人社団瑞芳会 中村歯科医院　歯科医師

　小児のう蝕予防法の１つに、歯科医師や歯科衛生士によるフッ化物の応用があります。これは、日常的にフッ化物を摂取する全身的応用と、歯科医師や歯科衛生士が行うフッ化物歯面塗布などの局所的応用に分類されます。フッ化物によるう蝕抑制の作用機序として、エナメル質の耐酸性の向上、再石灰化の促進、口腔細菌の代謝抑制があります（図１）。

　う蝕予防におけるフッ化物の効果は、その濃度と適用の頻度によって異なります。通常は、低濃度フッ化物の頻回応用によって、より大きな効果がもたらされます。しかし、高濃度のフッ化物による年数回の専門的な歯面塗布は、これとは異なる作用機序によって、う蝕予防効果が得られます。

　なお、体重１kgあたり２mg以上のフッ化物を摂取すると急性中毒が起こるとされており（表１）、摂取量によって救急処置の内容が異なります（表２）。

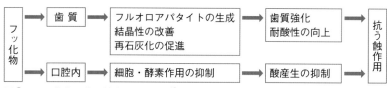

図❶　フッ化物の作用機序（参考文献[1]より引用改変）

表❶　体重２mg/kgに相当するフッ化物の量（参考文献[2]より引用改変）

	平均体重	2% NaF*塗布剤	1,000ppm フッ化物配合歯磨剤	0.05% NaF*洗口液
2歳	11kg	2.4mL	22g	96mL
4歳	15kg	3.3mL	30g	132mL
6歳	19kg	4.2mL	38g	168mL

＊ NaF= フッ化ナトリウム

表❷　フッ化物誤摂取時の救急処置（参考文献[2]より引用改変）

フッ化物濃度	救急処置
5mg/kg以下の場合	・牛乳などのカルシウムを経口的に与える。嘔吐させる必要なし
5mg/kg以上の場合	・催吐剤で嘔吐誘発して胃を空にする 　（6ヵ月未満の乳幼児、障害児では禁忌。胃洗浄時は気管内挿管を行う） ・可溶性カルシウムの経口投与 　（牛乳、5％グルコン酸カルシウム、乳酸カルシウムなど） ・入院して2～3時間観察
15mg/kg以上の場合	・即時入院、嘔吐促進（胃洗浄）、全身管理

Q1 フッ化物の全身的応用と局所的応用の種類および方法を書き出しましょう。

【全身的応用】

【局所的応用】

Q2 歯科医院で行うフッ化物歯面塗布の種類と方法、対象年齢、処置後に小児と保護者に伝える注意事項を書き出しましょう。

【種類・方法・対象年齢】

【注意事項】

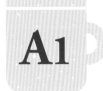

全身的応用

1. 水道水フロリデーション：上水道にフッ化物を添加する
2. 食品へのフッ化物添加：ガムや飴、ミルクなどにフッ化物を添加する
3. フッ化物配合サプリメントの摂取

局所的応用

1. フッ化物歯面塗布

　エナメル質の表面や、歯肉退縮によって露出した歯根面にフッ化物を作用させ、歯質を改善してう蝕抵抗性を高める方法で、歯科医師や歯科衛生士が行います。小児期の萌出直後の歯は歯面へのフッ化物の取り込み量が大きいため、この時期に行うのが最も効果的です。

　また、歯の萌出後2～3年間は、最もう蝕に罹患しやすい時期といわれています。そのため、歯が萌出するたびにフッ化物を塗布することで、う蝕予防効果が高まると考えられます。フッ化物の応用は、乳歯が萌出する1歳ごろから第2大臼歯が萌出して成熟する15歳ごろまで、う蝕のリスクに応じて3～6ヵ月ごとに行います（表3）。

2. フッ化物洗口

　1日1回0.05%（225～450ppm）、あるいは1週間に1回0.2%（900ppm）のフッ化物で洗口する方法です。評価条件の違いから幅がありますが、20～50%の高いう蝕予防効果があるとされています（表4）。家庭または幼稚園・小学校などの集団で行います。う蝕感受性がとくに高い小児に対しては、家庭での洗口を勧めます。いずれの場合も、誤飲事故を防ぐために十分な管理の下で行うことが大切です。

　ぶくぶくうがいができるようになる4歳ごろから成人・老人まで、幅広く適応します。とくに4～15歳までの期間に継続して実施することで、高いう蝕予防効果が得られます（表3、4）。

3. フッ化物配合歯磨剤の使用

　家庭で毎日歯質にフッ化物を供給できる、非常に優れた方法です。0～1歳から始められ、生涯にわたり行います（表3）。ただし、歯磨きにより口腔内が泡立ち、唾液も出るので、長時間続けにくいのが欠点です。最初は歯磨剤をつけずに磨き、最後の仕上げに少量の歯磨剤をつけて磨くダブルブラッシングを行うとよいでしょう。

表❸　フッ化物応用の対象年齢・目的・方法（参考文献[3]より引用改変）

対象	乳幼児 （0～3歳）	園児 （4～5歳）	小・中学生 （6～15歳）	成人・老人
目的	乳歯のう蝕予防	永久歯のう蝕予防		とくに歯根部のう蝕予防
方法	フッ化物歯面塗布	フッ化物洗口・フッ化物歯面塗布		
	フッ化物配合歯磨剤の使用			

表❹　フッ化物局所応用によるう蝕予防方法（参考文献[4]より引用改変）

方法	用いられるフッ化物	フッ化物イオン濃度	抑制率
フッ化物歯面塗布	・2%フッ化ナトリウム（NaF）溶液 ・リン酸酸性フッ化ナトリウム溶液（第2法） ・8%フッ化スズ（SnF_2）溶液	9,000ppm 9,000ppm 19,400ppm	20～40%（永久歯） 20～50%（永久歯）
フッ化物洗口	・0.05%フッ化ナトリウム（NaF）溶液（毎日法） ・0.2%フッ化ナトリウム（NaF）溶液（週1回法）	225（～250）ppm 900ppm	20～50%（永久歯）
フッ化物配合歯磨剤の使用	・フッ化ナトリウム（NaF） ・モノフルオロリン酸ナトリウム（Na_2PO_3F）	500～1,500ppm 500～1,500ppm	15～30%

表❺ 綿球塗布法。小綿球や綿棒に、溶液またはゲルのフッ化物製剤を浸して歯面に塗布する方法

①器材・薬剤の準備
②歯面清掃：うがいをさせたら、水の入ったコップは下げておく
③簡易防湿および歯面乾燥
④歯面塗布：2mL 以内のフッ化物製剤を容器に分注し、小綿球や綿棒に浸して、3～4分間、歯面が湿潤状態を保つよう繰り返し塗布する。最近は1分間で済む製品もある。ゲルの場合は塗布後3～4分間、排唾管を使用しながら開口した状態を保つ。繰り返し塗布する必要はない
⑤簡易防湿の除去

表❻ トレー法。既製のトレーにゲル状、泡状、またはロールワッテに浸した溶液状のフッ化物製剤を乗せて口腔内に挿入し、歯面に接触させる方法

①器材・薬剤の準備
②トレーの適合：小児の歯列弓に適合するトレーを選ぶ。必要に応じて、トレーの大きさに合ったスペーサーや塗布紙、ロールワッテをセットする
③トレーへの薬剤のセット：
　ゲル；ディスポーザブルシリンジなどを用いて、2mL 以内のフッ化物配合ゲルをスペーサーや塗布紙、ロールワッテをセットしたトレーに盛る
　泡；トレーに擦り切り1杯盛る
　溶液；トレーにセットしたスペーサーや塗布紙、ロールワッテに、2mL 以内または2g 以下の溶液を染み込ませる
④防湿・乾燥：排唾管を併用するとよい
⑤トレーの装着：トレーを口腔内に挿入し、歯列に圧接して3～4分間軽く嚙ませる。排唾管を併用するとよい
⑥トレーおよび口腔内の余剰ゲルまたは泡の除去
⑦口腔内に溜まった唾液を吐き出させる

わが国の薬機法では、歯磨剤のフッ化物濃度は1,500ppm 以下とされています。6歳未満の小児においては500ppm 程度、6歳以上15歳未満の小児には1,000ppm の歯磨剤が推奨されます（表4）。

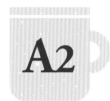

フッ化物歯面塗布は、歯科医師または歯科衛生士が行います。綿球塗布法（表5）、トレー法（表6）、歯ブラシ法（歯ブラシゲル法：表7）があります。

歯ブラシ法は、おもに低年齢を対象とした簡易法です。ただし、低年齢のため飲み込む危険性が高いので、使用するゲルの量は1mL 以内とします。この量を全部飲み込んだとしても急性中毒の危険性はありませんが、フッ化物製剤は粘性が高いため、嘔吐することがあります。

 塗布後の注意

塗布後30分間は唾液を吐かせる程度に留め、飲食や洗口をしないよう指示します。フッ化物応用の効果と限界を説明し、また、フッ化物を塗布しても歯を磨かないとう蝕になるなど、セルフケアの重要性を伝えます。さらに、口腔内環境に応じてリコールの時期を決めます。

表❼ 歯ブラシ法（歯ブラシゲル法）。歯ブラシの毛先にゲル状のフッ化物製剤（2％フッ化ナトリウムゲル）をつけて歯面に塗布する方法

①歯面清掃
②簡易防湿および歯面乾燥：ロールワッテで対象歯を孤立させ、エアーで歯面を乾燥させる。唾液が少ない上顎から始めるとよい
③歯面塗布：パイル皿のくぼみに準備したゲル（1mL）を歯ブラシに取り、塗布する
④余剰ゲルの除去：口の周りに付いたゲルを、乾いたティッシュペーパーなどで拭き取る
⑤口腔内に溜まった唾液を吐き出させる

■謝辞　本項の執筆にあたり、ご指導いただきました日本大学松戸歯学部小児歯科学講座 清水邦彦先生に御礼申し上げます。

【参考文献】
1）日本口腔衛生学会 フッ化物応用研究委員会（編）：フッ化物応用と健康 う蝕予防効果と安全性．口腔保健協会，東京，1998.
2）朝田芳信，他：小児の口腔科学 第5版．学建書院，東京，2019.
3）飯塚喜一，他：これからのむし歯予防 わかりやすいフッ素の応用とひろめかた．学建書院，東京，2000.
4）日本口腔衛生学会 フッ化物応用委員会（編）：う蝕予防の実際 フッ化物局所応用実施マニュアル．社会保険研究所，東京，2017.

05 フィッシャーシーラント

中村佐和子 東京都・医療法人社団瑞芳会 中村歯科医院　歯科医師

　臼歯の小窩裂溝は、乳歯・永久歯ともにう蝕の好発部位です。とくに、萌出直後の臼歯（図1）は歯質が未成熟であり、小窩裂溝が複雑で磨きにくく、食物残渣がみられるため、う蝕原性細菌の棲息場所になります。未熟な歯質に対するう蝕予防として、フッ化物の応用があります。これは平滑面には有効ですが、複雑な小窩裂溝では効果を期待できません。

　フィッシャーシーラントは、う蝕好発部位である小窩裂溝（図2）をシーラント材で覆い、単純な形態に修正する方法です。これにより、歯ブラシの毛先が届かない裂溝深部への口腔常在菌の侵入と、食物残渣などの停留を防ぎ、う蝕の発生を抑制します。

　また、フィッシャーシーラントは、処置後にプラークコントロールや食生活環境の改善といった口腔健康管理を行うことで、その効果が発揮されます。

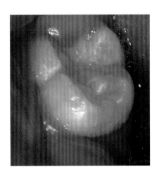

図❶　萌出直後の臼歯

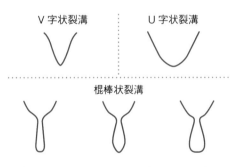

図❷　小窩裂溝の断面図。裂溝にはさまざまな形態がある（参考文献[1]より引用改変）

Q1 フィッシャーシーラントの適応症と、シーラント材の種類と特徴を書き出しましょう。

【適応症】

【シーラント材の種類と特徴】

Q2 フィッシャーシーラントの塡塞手順を、シーラント材の種類ごとにそれぞれ書き出しましょう。

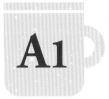

適応症

1. 萌出途中および萌出後の乳臼歯・小臼歯・大臼歯の小窩裂溝部、頬側溝
2. 上顎切歯舌面窩の深いもの
3. 癒合歯の癒合部分や異常結節の基底部

シーラント材の種類

おもに、Bis-GMA を主成分とする光重合型レジンと、非レジン系のグラスアイオノマーセメントがあります（**表1**）。

1. レジン系シーラント材

化学重合型と光重合型があり、現在は化学重合型と同程度の接着性と強度がある光重合型が主流です。操作性に優れ、填塞量を微調整しやすい特徴があります。

2. セメント系シーラント材

グラスアイオノマーセメントをシーラント用に改良したものです。一部の製品はフッ化物を含有し、歯質を強化する作用がありますが、レジン系シーラント材に比べて耐摩耗性と耐溶解性に劣ります。セメント液には水分が含まれており、湿潤下でもある程度の接着力が期待でき

ます。歯面へのエッチングが不要で、簡易防湿下で填塞可能なため、萌出途中でラバーダム防湿ができない歯に用います。萌出が進み、ラバーダム防湿が可能になったら、レジン系シーラント材で填塞し直すことが望まれます。

萌出途中の歯は歯頸線が安定していないため、ラバーダム防湿が困難です。しかし、う蝕感受性が高いと判断した患児の幼若な歯の小窩裂溝に対しては、早期に対応する必要があります。状況に応じて歯肉弁を切除し、簡易防湿下にてセメント系シーラント材を填塞します。なお、感水性があるため、完全に硬化する前に水分に触れると機能低下の原因となります。

セメント系シーラント材のなかでも、カルボン酸系セメントはフッ化物に加えてタンニンを含み、歯質を強化する働きが強いです。

シーラントのう蝕予防効果

予防効果はシーラント材の保持率によって評価されます。75.9〜100％の高い保持率の報告[2]もありますが、長期的な観察の結果では、保持率は低くなっています。したがって、確実な予防効果を得るためには、定期健診時に填塞状態を確認することが大切です。

表❶ わが国で用いられているおもなシーラント材（参考文献[1]より引用改変）

製品名	主成分	メーカー	カラー	重合様式	特徴
ティースメイト〈F-1〉	Bis-MEPP系	クラレノリタケデンタル	クリア、赤、黄、白	光重合	フッ化物徐放性
ヘリオシール〈クリア〉	Bis-GMA系	Ivoclar Vivadent 白水貿易	透明	光重合	流動性に優れ、密封性が高い
ヘリオシール〈F〉	Bis-GMA系	Ivoclar Vivadent 白水貿易	乳白色	光重合	フッ化物徐放性
ビューティシーラント	UDMA系	松風	乳白色	光重合	S-RPGフィラー配合
フジⅢ	グラスアイオノマー系	ジーシー	乳白色	光重合	エッチング処理不要、フッ化物徐放性
3Mコンサイス（ホワイトシーラント）	Bis-GMA系	3Mヘルスケア	白色	化学重合 光重合	
パルフィークライトシーラント	Bis-GMA系	トクヤマデンタル	クリア	光重合	

A2

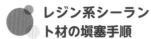

レジン系シーラント材の塡塞手順

1. **ラバーダム防湿**：エッチング時に唾液が浸入すると、唾液中のカルシウムとリン酸がエナメル質表面に沈着し、シーラント材の接着を妨げるため、確実な防湿を行う。また、シーラント材の塡塞から硬化完了に至るまで、乾燥状態を保つことが予後に大きく影響する

2. **歯面清掃**：エッチングの効果を高めるには、十分な清掃が必要。通常はブラシコーンを用いて注水下で行う。この際、油性・水性にかかわらず歯面研磨剤は使用しない

3. **小窩裂溝部の清掃**：小窩裂溝部の汚れは、エキスプローラーやスクラッチポイントなどを用いて、できるだけ除去する。次亜塩素酸ナトリウムと過酸化水素水を用いることもある

4. **エッチング**：塡塞範囲に対して確実に行う。不必要に広範囲に行うことは避けるべきだが、処理範囲が狭すぎると辺縁の剥離や着色の原因になる

5. **水洗・歯面乾燥**：歯面にエッチング剤が残っていると接着効果が低下するため、十分な水洗が必要。また、エッチング面に唾液が触れないよう、確実な歯面乾燥を行う

6. **塡塞**：塡塞範囲は裂溝の必要最小限に留め、咬合による辺縁の破折を避ける。エナメル質にシーラント材が浸透するためには、塡塞後、15秒程度の時間が必要。光重合型の場合、気泡の混入がないか、適当な塡塞量であるかを確認してから光照射を行う

7. **硬化の確認**：エキスプローラーで重合状態を確認し、水洗して未重合層を除去した後、ラバーダム防湿を撤去する

8. **咬合調整**：咬合紙を用いて咬合を確認し、調整する。対合歯が未萌出の場合は省略可

9. **予後観察**

セメント系シーラント材の塡塞手順

セメント系シーラント材はラバーダム防湿が行えない場合に用いるため、歯面清掃から始めます。

1. **歯面清掃**：通常はブラシコーンを用いて注水下で行う

2. **小窩裂溝部の清掃**：エキスプローラーやスクラッチポイントなどを用いて、できるだけ除去するのが望ましい。萌出途中で歯肉弁が近くにある場合は、出血させないように留意する

3. **水洗**：十分な水洗を行い、汚れを洗い流す

4. **簡易防湿・歯面乾燥**：なるべく唾液が入らないように、ロールワッテやガーゼなどで簡易的に防湿し、エアーで乾燥させる。ロールワッテの誤嚥に気をつける

5. **練和・塡塞**：過剰に塡塞しないように注意し、余剰分は小綿球で拭き取る

6. **硬化の確認**：光照射を行う場合もあるが、歯質との境界や硬化の状態をエキスプローラーで確認する

7. **咬合調整**：咬合紙を用いて咬合を確認し、調整する。対合歯が未萌出の場合は省略可

8. **予後観察**

■ 謝辞　本項の執筆にあたり、ご指導いただきました日本大学松戸歯学部小児歯科学講座 清水邦彦先生に御礼申し上げます。

【参考文献】
1）小沼美穂，土屋和子：シーラントテクニックを再考する．デンタルハイジーン，22（8）：698-712，2002．
2）葭原明弘，他：う蝕リスクが高い第一大臼歯のシーラント保持状況．口腔衛生会誌，46（5）：729-733，1996．
3）朝田芳信，他：小児の口腔科学 第5版．学建書院，東京，2019．

06 食習慣・食事指導

浜野美幸 東京都・千葉歯科医院 歯科医師

　歯科の２大疾患であるう蝕と歯周病は生活習慣病であり、食習慣が大きくかかわっています。したがって、歯科では栄養指導のみならず、生涯の健康に繋がる正しい食習慣指導や、食べ方を含めた食事指導を行う必要があります。とくに、う蝕予防においては、シュガーコントロールや間食指導が重要です。また、口腔機能は"食べる"ことを通じて機能獲得・発達するので、"食べる"ことに関する専門的知識を有する歯科衛生士の積極的なかかわりが期待されます。

　昨今の調査では、多くの保護者が子どもの食に対して問題を抱え、悩んでいることがあきらかにされました。それを受けて、平成30年の歯科診療報酬改定では、「口腔機能発達不全症」の病名が新設されました。その対応は生活指導に始まり、なかでも食事指導はたいへん重要です。しかし、食事の悩みを歯科で相談する人はまだ少数です。したがって、歯科医院側から母子健康手帳など（図１）の成長記録を手がかりに積極的に問いかけるなどして、悩みを聴き出し、適切に対応してほしいと願います。また、小児には、「ごはん、ちゃんと食べてる？」と積極的に声がけをして、よい食習慣を身につけるサポートをしましょう。

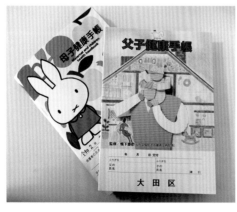

図❶　母子健康手帳には、月齢・年齢ごとの発達段階が示されている。「保護者の記録」欄の「食べる機能」に関する記載内容を確認し、指導のきっかけにする。なお、父子健康手帳が発行されている自治体もある。内容は自治体により異なるが、子育ての基礎知識が掲載され、育児記録もできるようになっている

Q1 小児の"好き嫌い"について相談を受けた際に考えられる口腔内の問題と、解決のためのアドバイスをそれぞれ考えて書き出しましょう。

【考えられる口腔内の問題】

【解決のためのアドバイス】

Q2 6ヵ月〜3歳以降の、母子健康手帳を利用した口腔機能を発達させる食生活指導をどう行うべきか、月齢・年齢ごとの具体的な方法を考えて書き出しましょう。

【6ヵ月】

【9〜10ヵ月】

【1歳6ヵ月】

【2歳】

【3歳以降】

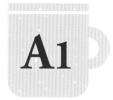

よくある "好き嫌い" の悩み

まずは医療面接で、嫌がって食べないものを具体的に聴き出します。食べない原因は、食形態・食環境に問題がある場合もありますが、口腔内の問題に起因していることもあります。

1. 口腔内の問題

口腔機能が発達途中で咀嚼力が弱いと、噛めない、飲み込めないなど、食塊を処理しにくいことがあります。また、年齢に対して萌出している歯が少ないことや、う蝕や口内炎などの痛み、交換期で乳歯が動揺して噛めないことも、原因になり得ます。このような場合、歯科医師や歯科衛生士が診査して原因を把握し、適切に対応する必要があるため、その役割は重要です。

2. 解決のためのアドバイス

摂食機能と食形態が合っておらず、食べものを吐き出してしまうのを、保護者が嫌いなものと決めつけていることがあります。この不一致は、調理法の工夫で解決できることも多いです。問題点を指摘するだけではなく、解決のヒントを伝えるようにしましょう。

また、食べるときの雰囲気が原因で偏食になることもあります。さまざまな食材に触れる機会を増やすのも大切ですが、嫌いなものを無理やり食べさせようとするのは逆効果です。無理強いせず、保護者や周囲の人がおいしそうに食べて、「おいしいね」と声をかけると食べられることもあります。そして、「おいしい」という経験から食の幅が広がり、心の発達が望めます。そのためにも、盛りつけなどを工夫するようにアドバイスしましょう。

なお、食への関心が低い場合は、食事にかかわる手伝いをさせるのも効果的です。一緒に買い物に行き、食材に触れ、調理にもかかわるなど、作るプロセスを楽しむとよいでしょう。ただし、保護者の負担も考えて、取り組めそうなものを提案する配慮も大切です。

さらに、何よりも大事にしたいのは、食事時間にお腹が空くように生活リズムを整えることです。そのためには、間食を摂る時間や量、外遊びなどで体を動かしているかを総合的に判断しましょう。

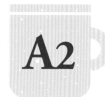

月齢・年齢ごとの指導のポイント

母子健康手帳を活用して、月齢・年齢ごとに合わせた指導を行います。

1. 6ヵ月

離乳食をスプーンで与える際に、上唇が閉じて食材をこする動きを待つことで、口唇閉鎖力の発達を促します。

2. 9〜10ヵ月

手づかみ食べは自食の意欲を育み、食具を使う準備になります。

3. 1歳6ヵ月

コップを使う練習は、8ヵ月くらいから始めます。1歳6ヵ月くらいには、自分でコップを持って水を飲めるようになります。

4. 2歳

肉や繊維のある野菜を食べているかは、保護者が悩みやすい項目です。食べないと偏食と決めつけ、食経験の幅を狭めてしまう傾向があります。口腔内の診査を行いながら、適切にアドバイスすることが大切です。

5. 3歳以降

よく噛んで食べる正しい食習慣を身につけるため、以下の項目に注意して指導します。

1) 食環境の整備

椅子やテーブルの高さが本人に合っていなけ

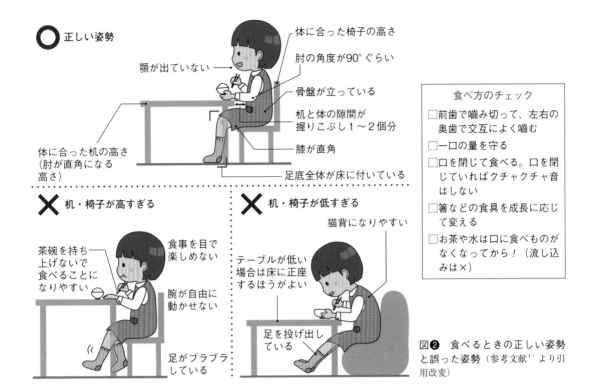

○ 正しい姿勢

顎が出ていない

体に合った椅子の高さ

肘の角度が90°ぐらい

骨盤が立っている

机と体の隙間が握りこぶし1〜2個分

膝が直角

体に合った机の高さ（肘が直角になる高さ）

足底全体が床に付いている

× 机・椅子が高すぎる

茶碗を持ち上げないで食べることになりやすい

食事を目で楽しめない

腕が自由に動かせない

足がブラブラしている

× 机・椅子が低すぎる

猫背になりやすい

テーブルが低い場合は床に正座するほうがよい

足を投げ出している

食べ方のチェック

□ 前歯で噛み切って、左右の奥歯で交互によく噛む

□ 一口の量を守る

□ 口を閉じて食べる。口を閉じていればクチャクチャ音はしない

□ 箸などの食具を成長に応じて変える

□ お茶や水は口に食べものがなくなってから！（流し込みは×）

図❷　食べるときの正しい姿勢と誤った姿勢（参考文献[1]）より引用改変）

れば、咬合力を発揮できず、安全に嚥下できません。足がブラブラせず、足底全体が床に付くことが必要です（**図2**）。

2）口腔の形態・機能に適した食形態の提案

　口腔内を診査し、歯・歯列の形態に適した食形態であるかを判断します。

3）正しい食べ方のアドバイス

（1）口唇で捕食し、前歯でかじり取る動作を促して、口唇の閉鎖力を高めると同時に、一口量を習得させる。一口量が多すぎると口が開いてしまう。多すぎても少なすぎてもよく噛めない

（2）口を閉じて左右の奥歯で交互に咀嚼する

（3）食具は成長に合わせたものを使用する

（4）お茶や水などは、口の中の食べものがなくなってから飲む。食べものを流し込まない

4）食を通して心を育む

　一緒に食べることで、心のくつろぎが得られます。また、顔と目を合わせ、声をかけることで、おいしさや食の楽しさを感じられます。

　口腔機能を発達させ、将来の健康に繋がる正しい食べ方は、歯科から発信したいものです。診療室での指導のほかに、多職種（保育士・栄養士・学校教諭・養護教諭など）と連携し、保育園・幼稚園・子ども園・学校・地域などで、公衆衛生活動や歯科保健活動に取り組みましょう。そして、専門性を活かし、正しい情報提供に努めましょう。

【参考文献】

1）浜野美幸：診療室で今日からできる！ 子どもの口腔機能を育てる本 口腔機能発達不全症への対応. 医歯薬出版, 東京, 2020.

07 マタニティ歯科

浜野美幸 東京都・千葉歯科医院 歯科医師

　妊娠期になるべく歯科治療を行わずに済むよう、妊娠前から口腔の健康を良好に保つ指導が重要なのは、いうまでもありません。しかし、妊娠期には妊娠性歯肉炎（図1）や妊娠性エプーリス（図2）などの特有の症状があり、歯科治療が必要になることもあります。その場合、母親は胎児への影響が心配になるうえ、妊娠期は普段よりも不安感が高まることがあるので、精神面にも配慮した対応を心がけたいものです。

　一方、妊娠期は、子どもを迎えるにあたって健康意識を高め、生活習慣を改善するなど、行動変容を促すよい機会にもなり得ます。母子健康手帳は、保護者に生まれてくる子どもの口腔の健康を守る情報を提供する健康教育の教材であり、子どもの成長記録でもあります。母子健康手帳の活用法を伝えて、出産後も子どもと来院する際には必ず持参するように指導します。

　このように、妊娠期から出産期、そして乳児期の育児へと、切れ目のないサポートを心がけましょう。

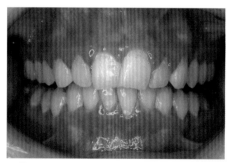

図❶　妊娠性歯肉炎（写真提供：千葉県・医療法人緑生会あびこクリニック 歯科 藤岡万里先生）

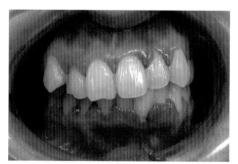

図❷　妊娠性エプーリス（写真提供：千葉県・医療法人緑生会あびこクリニック 歯科 藤岡万里先生）

妊娠性歯肉炎の特徴や問題点、予防法を考えて書き出しましょう。また、つわりや口腔内のネバつき、出産に不安を抱える方への指導法も書き出しましょう。

【妊娠性歯肉炎の特徴・問題点・予防法】

【つわりへの指導】

【口腔内のネバつきへの指導】

【出産に不安を抱える方への指導】

 妊娠初期・妊娠中期（安定期）・妊娠後期に可能な歯科治療と、X線撮影・歯科麻酔・投薬を行う際の注意点を考えて書き出しましょう。

【妊娠初期】

【妊娠中期（安定期）】

【妊娠後期】

【X線撮影】

【歯科麻酔】

【投薬】

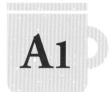

妊娠性歯肉炎

妊娠中は女性ホルモン（エストロゲン、プロゲステロン）が急増するため、歯肉の反応性が高まり、女性ホルモンを好む歯周病原性細菌が増加します。これにより、歯肉の腫脹や出血といった炎症反応が引き起こされます。妊娠性歯肉炎は妊娠期に特有の症状ではありますが、基本的にはプラークの付着という口腔衛生不良が主因であるため、口腔衛生状態の改善によって治癒します。

妊娠性歯肉炎は出産後にホルモン分泌が戻れば改善しやすいのですが、中等度・重度の歯周病へ重症化すると、早産（妊娠22〜36週での出産）や低体重児出産（出生時体重が2,500g未満）のリスクが高まるといわれています（**図3**）。妊娠性歯肉炎の重症化予防には、口腔衛生を整えるセルフケアの指導と、歯石除去やメインテナンスなどのプロフェッショナルケアが必要になります。

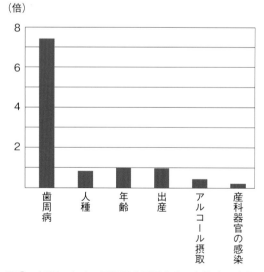

（倍）

**図❸　**妊婦における早期低体重児出産の危険率。歯周病のリスクが他の要因よりも高いことがわかる（参考文献[1]より引用改変）

妊娠期の指導

妊娠期は食生活などが変化します。つわりにより、食事の好みが変化し、糖分摂取の機会が増えることも多いです。また、空腹を避けるために間食回数が増え、う蝕のリスクが高まります。う蝕に対しても必要に応じて指導します。さらに、口腔内に歯ブラシを入れると気持ち悪くなるなどの理由で、歯磨きがおろそかになることもあります。歯磨きが難しい場合は、子ども用の小さい歯ブラシを使用して、体調がよい時間帯に重点的に磨くことを勧めます。

さらに、妊娠期は唾液の分泌が減少し、唾液のpHが酸性に傾いて、自浄作用が低下します。これによって口腔衛生状態が不良となり、口腔内がネバネバするなどの症状が現れ、歯肉炎が悪化することがあります。口腔内が乾燥していると、細菌がさらに増殖するため、糖分を含まない飲みものを小まめに摂り、水分補給することを勧めます。

なお、最近では、妊産婦の妊娠中・産後のうつが問題になっています。とくに高齢出産や基礎疾患を有する方は、出産時のトラブルがハイリスクになることもあり、不安を抱えていることがあります。歯周病は出産時のリスク因子になりますが、それを必要以上に強調して、不安感を高めないように配慮しましょう。

◉

歯周病による出産時のリスクを減らすためには、健康診断や歯科健康教育を通して、妊娠する前、つまり学童期から、児童・生徒の歯肉炎に適切に対応し、思春期からは歯周病に罹患しないように導く指導が求められます。また、安心・安全に出産に臨めるように、日ごろから定期健診やメインテナンスなどを受け、口腔衛生状態を健康に保つよう指導することも重要です。

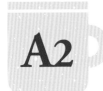

時期ごとの注意点

妊娠初期（1～4ヵ月）は、体調に合わせて負担が大きい治療は避けます。妊娠中期（安定期：5～7ヵ月）では、ほぼ通常どおりの治療が可能です。妊娠後期（8～10ヵ月）では、血圧が急激に低下する「仰臥位性低血圧症候群」を引き起こすことがあるので、治療中は体位に気を配り、症状が起こった場合には、患者を仰臥位から左側臥位にします。また、緊急性がない治療は無理せず、産後に行うことも検討します。

X線撮影

通常の歯科治療で行われるX線撮影は、撮影場所が子宮から遠く、防護用のエプロンを着用すれば胎児への影響はほとんどないと考えられています。

歯科麻酔

通常の歯科治療に使われる局所麻酔薬は、使用量が限られており、局所で吸収・分解されるため、胎児への影響を心配する必要はないとされています。また、痛みを伴う治療の場合、痛みによるストレスを考えると、安定期では局所麻酔を使用したほうがよいと考えます。さらに、局所麻酔注射時の痛みを極力減らすため、表面麻酔や細い注射針を用いるほか、緊張を和らげるようなやさしい対応も大切です。

投薬

胎児への投薬の影響は、胎児の器官が発生・分化する妊娠初期に最も注意が必要とされています。それ以降はリスクが低下しますが、安全性の高い薬剤を選ぶ必要があります。妊娠中は薬剤の吸収や代謝がそれまでとは異なり、薬剤の処理・排泄能力も低下することがあるので、服用する量や期間などにも配慮が必要です。

胎児への影響が少ない鎮痛薬（非ピリン系のアセトアミノフェン）や、抗菌薬（ペニシリン系、セファロスポリン系）の最小限の投与に留め、必要に応じて産科の主治医に照会します。

妊娠期の歯科治療は、生まれてくる子どもの口腔の環境を整えるための準備でもあります。子どもの歯をう蝕から守るためには、ミュータンスレンサ球菌の母子伝播を遅らせることが大切です。そのためには、母親をはじめとする育児にかかわる方がう蝕を確実に治療し、セルフケアを徹底して、唾液中のミュータンスレンサ球菌を減らすことも有効です。

母親は、出産後しばらくは育児に追われ、歯科受診が難しいことも多いので、出産前に育児初期に必要な予備知識を伝えておきます。たとえば、育児の悩みになることが多い「子どもの歯磨き」については、歯が生える前から顔・口唇・口の中を優しく触ることで口腔内の過敏をとり（脱感作）、歯磨きの準備をしておくよう伝えましょう。また、困ったときは保健センターや歯科医院などに相談し、サポートが受けられるなどの情報を提供して、安心に繋げましょう。

【参考文献】
1）Offenbacher S: Periodontal infection as a possible risk factor for preterm low birth weight. J Periodontol, 67: 1103-1113, 1996.
2）井上美津子, 他（編）：子どもの歯と口のトラブル Q&A 妊娠期・幼児期・学童期の心配事. 医学情報社, 東京, 2015.

01 定期健診の役割

枡富由佳子 徳島県・枡富歯科医院　歯科医師

　小児期における歯科の定期健診では、正しい口腔の健康観の育成と、健全な永久歯列へ導くことが最大の目標です。よって、定期健診は来院までの過去の評価と問題への早期対応、さらには次の健診までの目標設定の機会と捉え、継続して積み重ねることが重要です。来院が最終目的ではなく、変化に気づき、小児本人や保護者に行動の変容を促し、図1に示すような項目を考慮して長期的に"気づき寄り添う"ことが大切です。

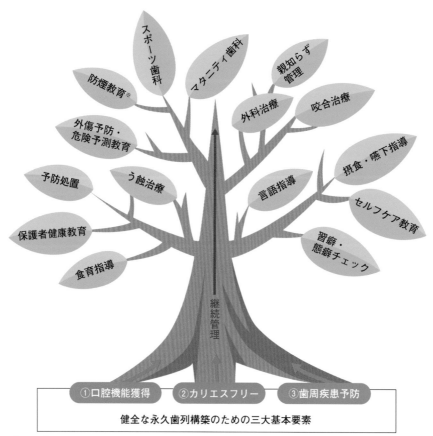

図❶　小児の成長時間軸上における歯科的管理項目
（※防煙教育：タバコは一度吸い始めると禁煙が難しいため，子どものうちからタバコの煙に触れさせないための教育）

Q1 歯科衛生士として定期健診で行うべき基本的手順を、それぞれ書き出してみましょう。

【小児導入前】

【診療中】

【診療後】

Q2 第1大臼歯萌出開始時期の定期健診で確認すべき口腔内所見と指導・注意点を、それぞれ書き出してみましょう。

【口腔内確認事項】

【指導・注意点】
①小児に対して

②保護者に対して

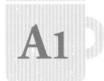

歯科衛生士として押さえておきたい、小児期の定期健診で行うべき基本的手順を以下に示します。

1．小児導入前

- 前回の健診内容の確認・把握
（必要な資料の準備）
- 導入時の小児の行動および表情の観察

2．診療中

- 生活環境の聴き取り
- 口腔内の状況観察と歯式確認
- 必要な資料採得（口腔内規格写真、模型、Ｘ線写真など）
- 必要な検査（う蝕リスク検査、歯周組織検査［プロービング値、BOP値、PCR］、口腔機能評価など）
- セルフケアの確認と指導（生活習慣・食育指導含む）
- 術者磨き、PMTC
- 必要に応じたフッ化物塗布やシーラント塡塞
- 次の健診時期の決定と次までの注意事項伝達（3ヵ月を基本に変動）

3．診療後

- 業務録記載（小児および保護者の状況、指導内容など）

第1大臼歯萌出開始時期の定期健診で確認すべき口腔内所見と指導・注意点を、以下に示します。

1．口腔内確認事項

- 第1大臼歯萌出状況、前歯交換状況、PCR

2．指導・注意点

①小児に対して

- 第1大臼歯の認識度の確認やう蝕予防指導、TBI
- 食育指導（間食）

②保護者に対して

- 仕上げ磨きの確認および指導
- 第1大臼歯のう蝕予防指導（幼若永久歯の説明含む）
- う蝕予防のための食育指導（食事内容、回数、飲料、咀嚼など）
- 生活習慣確認（習い事など）
- フッ化物塗布やシーラント塡塞の効果
- 短間隔での定期健診の推奨

　各成長段階において、定期健診を行う場合のチェックポイント、指導ポイント、処置を**表1**にまとめました。これらを認識しながら行うことで、限られた時間のなかでも有意義な健診になります。

　さて、小児の成長発育は極めて旺盛であるため、さまざまな変化が生じるなかで、イレギュラーな初期的変化に気づくことは容易ではありません。気づくためには、最低限の知識や技術の他に、小児の口腔だけではなく保護者にも向き合い、さらには生活環境を把握したり推測したりする力、また、変化を確認するための客観的な記録や規格化された資料採得が必須です。そして、この力をもってより近い存在として小児とかかわり、寄り添う歯科衛生士がいるからこそ、効率的かつ意義のある定期健診が可能になると考えています。

表❶　時間軸を考えた管理と具体的なチェックポイント

年齢		あるべき資料		チェックポイント	指導ポイント 歯周疾患	指導ポイント う蝕	指導ポイント 機能	DHの具体的処置
0歳	〈乳歯萌出期〉	・業務録 ・母子健康手帳		・身体発育状況 ・機能獲得 ・食生活（離乳食〜幼児食） ・萌出歯の確認 ・歯磨きへの関心	△	○	◎	・口腔周囲脱感作 ・医療面接・聴き取り中心 ・食育指導 ・保護者への健康教育、とくにう蝕予防
3歳ごろ	〈乳歯列前期〉	●口腔内規格写真 ●：できるだけ撮影する時期		・生活環境 ・食生活（食事内容、間食、習慣飲料） ・習癖の有無 ・ステインの付着（口呼吸の傾向の有無） ・歯磨き習慣 ・軟組織異常の有無（小帯など）	△	◎	◎	・プラークチェックと問診 ・本人磨き確認 ・うがい指導 ・術者磨き（出血の部位確認） ・PMTC ・食育指導 ・フッ化物塗布
5歳ごろ	〈乳歯列後期〉	・デンタルX線 ・バイトウィング ●・パノラマX線		・乳歯隣接面う蝕の有無 ・過剰歯の有無 ・食生活（咀嚼、嚥下機能含む） ・残る習癖の有無 ・不正咬合スクリーニング	△	◎	◎	・成長に応じた口腔機能発達不全症への対応と支援 ・仕上げ磨きの確認および指導 ・隣接面う蝕予防指導 ・本人へのTBI開始（部分的、リスク部位）
6歳ごろ	〈前歯交換開始〉〈第1大臼歯萌出期〉	●		・第1大臼歯萌出状況と認識度 ・前歯交換状況 ・永久歯胚形成状況（歯数の確認・左右差） ・食生活（本人と保護者） ・生活習慣（習い事など）	○	◎	◎	・第1大臼歯確認とう蝕予防指導、TBI ・必要に応じシーラント填塞
8〜9歳ごろ	〈混合歯列期〉	・パノラマX線 ・模型	セルフケア教育開始	・う蝕、歯周疾患のリスク ・歯の萌出状況 ・食生活（おもに本人） ・不正咬合への介入必要性	○	◎	○	・う蝕と歯周疾患についての指導本格化 ・PCR（TBI本格化、全顎へ）
10歳ごろ	〈側方歯群交換期〉	●	↓		◎	◎	○	
12歳ごろ	〈第2大臼歯萌出期〉	●	セルフケア自立支援	・第2大臼歯萌出状況 ・生活習慣（生活リズムなど） ・不正咬合への認識度	◎	◎	○	
15歳ごろ	〈永久歯列完成期〉	●・パノラマX線 ・バイトウィング	↓ セルフケア確立	・う蝕、歯周疾患への予防認識度 ・永久歯隣接面う蝕の有無 ・顎関節症状の有無 ・顎骨内病変のスクリーニング ・防煙教育 ・メインテナンス継続支援	◎	◎	○	・う蝕、歯周疾患のリスク評価と指導（生活習慣の聴取、プロービング値、BOP値、PCR） ・PMTC ・必要に応じフッ化物塗布
17〜18歳 青年期〜		●・パノラマX線 （＊模型、パノラマX線、デンタルX線、バイトウィングなどは必要に応じて）		・第3大臼歯状況確認	◎	○	△	＋必要に応じてスケーリング

◎：とくに注目すべき　○：注目度中　△：注目度小

01 おしゃぶり・指しゃぶりの対応

吉田章太 神奈川県・ドクタービーバー小児歯科・矯正歯科　歯科医師

　おしゃぶりは便利な育児アイテムの一つで、赤ちゃんの気持ちを落ち着かせる、母親の育児負担を減らす、入眠の手助け、鼻呼吸の促進、口輪筋・舌・顎の成長を促すことを期待して用いられる場合が多いようです。また、将来的な指しゃぶりの防止を期待している声もあります。しかし、おしゃぶりの使用には賛否両方の見解が示されています。

　指しゃぶりは胎生24週ごろから行われ、胎生32週ごろになると指を吸いながら羊水を飲むようになります。胎内期の指しゃぶりは生まれてすぐに母乳を飲めるようになるための練習です。生後2〜4ヵ月になると探索反射がみられるようになり、生後5ヵ月ごろからは指だけではなく、いろいろなものを口に運び、しゃぶるようになります。この時期の指やものをしゃぶるのは、目と手の動きを協調させ、味や形、状態を認知するための重要な行為です。

　指しゃぶりは生理的な行動といえますが、乳幼児期を過ぎての指しゃぶりの残存（吸指癖）は上顎前突や開咬、歯列形態の異常など、重篤な不正咬合を惹起する可能性があります（図1）。

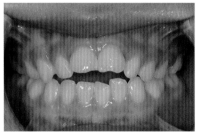

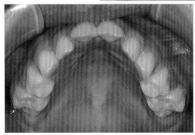 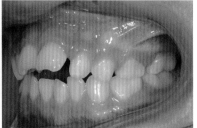

図❶　4歳2ヵ月、女児。吸指癖により、上顎前突や歯列狭窄、開咬を呈した症例

Q1 乳幼児の保護者からおしゃぶりの使用に関して相談があったとき、歯科衛生士としてどのような説明をしますか？

Q2 吸指癖をやめさせる場合は、いつごろからアプローチしますか？　また、吸指癖や関連する口腔機能を改善するアプローチには、どのような方法がありますか？

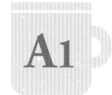

A1 世界保健機関（WHO）の見解では、母乳育児を行っている乳児には、人工乳首やおしゃぶりの使用を避けることを推奨しています。乳児を落ち着かせるためのおしゃぶりの使用は、母乳育児の機会を減らし、その結果、母乳の生産の減少や、母乳育児の期間を短縮する可能性があるという懸念のためです。

一方、米国小児科学会（AAP）は2016年に、「乳幼児突然死症候群（SIDS）などによる睡眠中の乳児死亡を予防するための安全な睡眠環境に関するガイドライン」のなかで、SIDS予防のために乳児期におしゃぶりの使用を推奨するとしています[1]。

わが国では、2006年におしゃぶりを3歳まで使い続けたところ、歯列や顎が変形するなどの深刻な障害が残ったとして、おしゃぶりを販売した大手ベビー用品メーカーを相手に幼児とその母親が訴訟を起こした例があります。確かに、おしゃぶりを使用してまったく母乳育児をされなかった子どもは、母乳で育てられておしゃぶりを使用していない子どもと較べ、不正咬合が多かったという報告があります[2]。

近年では、メーカー各社が形状、機能、咥えやすさ、衛生面などを工夫しており、医師や歯科医師が監修したおしゃぶりも開発されています。とくに歯列への影響を抑えるために、製品の軽さ、咥えやすさ、吸い口の軟らかさと形に、工夫がなされているようです（図2）。

図3は、授乳時の口腔内の形態的特徴と位置関係です。傍歯槽堤や吸啜窩、舌によって乳首を咥えやすい形状を作り、乳汁を嚥下します。これは「乳児嚥下」と呼ばれ、われわれが行う「成人嚥下」とは、舌や顎の動きが異なります。おしゃぶりの長期使用は、この乳児嚥下が残存する懸念材料となります。離乳食の開始とともに、乳児嚥下は徐々に成人嚥下へと移行することを、保護者に説明すべきです。

これらを総合すると、おしゃぶりは1歳を過ぎたら使用時間を限定する、2歳までに使用を中止する、それを超えると咬合に影響を及ぼすことがある、母乳育児を行っている場合は極力使用を控える、もしくは避けることなどをアドバイスするとよいでしょう。

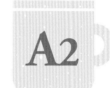

A2 吸指癖が長く続くことにより、上顎前突や開咬、交叉咬合など、顎態や歯列への影響が考えられます。ただ、これは顎骨や口腔周囲筋、他の口腔習癖の影響も受けるため、吸指癖の存在だけではなく、子どもの顎顔面口腔形態や口腔機能の精査が必要です。そして、吸指癖や関連する口腔機能の改善を図るアプローチをどの専門職が行うかにより、多少方法は異なります[3]。以下がその分類です。

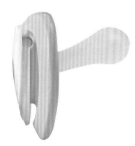

図❷　小児歯科医監修のもと、開発されたおしゃぶり（SkinFriendly：ピジョン）。授乳時の乳首の形状に合わせ、口蓋の形にフィットする（https://shop.pigeon.co.jp/item/1018896.htmlより転載）

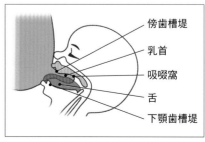

図❸　授乳時の口腔内の形態的特徴と位置関係（矢状断）

傍歯槽堤
乳首
吸啜窩
舌
下顎歯槽堤

- 口腔内装置（図4）：ハビットブレイカー、タングガード、マウスシールド、拡大床など
- 口腔外（指など）へのアプローチ：指しゃぶり防止用マニキュア（図5）、指サックなど
- 行動療法、心理療法、筋機能訓練（MFT）など

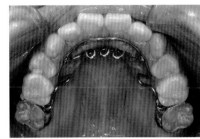

図❹　吸指癖と付随する舌突出癖の防止を目的としたタングガード（タングクリブ）

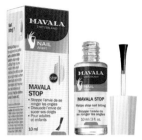

図❺　指しゃぶり防止用マニキュア（マヴァラ バイターストップ N：MAVALA）

　どの方法も、ごく幼い時期からのアプローチは行いません。筆者もアプローチをする場合は3歳以降、できれば幼児期後期から学童期の間（5、6歳ごろ）に行っています。子どもに吸指癖をやめる理由を理解してもらい、自主的にやめたいという気持ちを優先します。年齢はやめる時期の指標になりますが、子どもの精神発達には個人差があることを認識しましょう[3]。

　本項では口腔内装置を用いず、歯科衛生士がすぐに導入可能なアプローチ法を紹介します。

1．指しゃぶり防止用マニキュア（図5）

　玩具の誤飲防止目的にも使用されている「安息香酸デナトニウム」を含有するマニキュアです。成分は人体に悪影響はありません。製品説明にもありますが、3歳以下への使用は避けます。1回の使用でピタッとやめられる子もいますが、なかにはマニキュアが剥がれると吸指癖が復活してしまう子もいます。その場合は、継続した塗布が必要となります。

2．他人から指摘してもらう

　本人の明確な「やめたい」という意識を確認したうえで行います。アプローチ対象となる5、6歳ごろの子どもは、まだ社会的行動範囲が狭く、かかわりのある人は限られます。親や兄弟、祖父母、友だち、幼稚園や保育園の先生など、社会的行動範囲内の人たちからの指摘は甘えがあるからか、子どもの心には響かなかったり、逆に頑なな態度を示すことがあります。そこで、この社会的行動範囲より若干距離のある人から指摘してもらうようにします。その距離感として最もよいのが、友だちの母親だと思います。患児が「なんでこの人は指しゃぶりしていることを知っているんだろう？　見られているのかな？」ぐらいに感じるほうが効果的です。

　以上の2つの方法は、子どもによってはストレスを感じます。保護者と相談し、子どもの性格なども十分に考慮しましょう。また、指しゃぶりがやめられても、爪噛みや鉛筆噛み、シーツ噛み、さらに夜尿症や抜毛癖など、他の代償行為に移行することもあります。やめさせるのが難しいと判断したら、無理なアプローチは行わず、歯科医師だけではなく、臨床心理士や言語聴覚士などの協力も仰ぎましょう。

【参考文献】
1）SIDS and Other Sleep-Related Infant Deaths: Updated 2016 Recommendations for a Safe Infant Sleeping Environment, Pediatrics, 138（5）, 2016.
2）Costa CTD, et al: Pacifier use modifies the association between breastfeeding and malocclusion: a cross-sectional study, Braz. oral res, 32, 2018.
3）大野粛英, 他（編）：指しゃぶり 基礎から指導の実際. わかば出版, 東京, 2003.
4）大野粛英, 他（監）：きれいな歯ならびと口もとへのみちしるべ 指しゃぶりをみまもる時期・はたらきかける時期. わかば出版, 東京, 2003.

口腔機能発達不全症

吉田章太 神奈川県・ドクタービーバー小児歯科・矯正歯科　歯科医師

　口腔機能発達不全症は、子どもの「食べる」、「話す」、「呼吸する」を診て、その機能発達支援を行うことを目的に、口腔機能低下症とともに平成30年4月に保険収載されました[1]。「口腔機能発達不全症に関する基本的な考え方」に示された評価項目表のチェック項目（表1）[2]で、咀嚼機能に関しては必ず1項目、食べる・話す機能で2項目以上該当する患者は、口腔機能発達不全症の病名のもとに歯科疾患管理料を算定できます。さらに、口腔機能の獲得を目的として、当該患者およびその家族の同意を得て当該患者の口腔機能評価に基づく管理計画書を作成し、療養上必要な指導を行った場合は、小児口腔機能管理料として100点を算定できます。

　令和2年4月より口腔機能発達不全症の診断目的の検査として、小児口唇閉鎖力検査（100点、3ヵ月ごとに算定可）が新設されました。また、哺乳完了前の口腔機能発達不全症の管理も行えるようになり、小児口腔機能の発達支援はその裾野を広げています。

表❶　「口腔機能発達不全症」指導・管理記録簿のチェック項目表（参考文献[2]より引用改変）

A 機能	B 分類	C 項目		該当項目	指導・管理の必要性
食べる	咀嚼機能	C-1	歯の萌出に遅れがある	☐	☐
		C-2	機能的因子による歯列・咬合の異常がある	☐	
		C-3	咀嚼に影響するう蝕がある	☐	
		C-4	強く咬みしめられない	☐	
		C-5	咀嚼時間が長すぎる、短すぎる	☐	
		C-6	偏咀嚼がある	☐	
	嚥下機能	C-7	舌の突出（乳児嚥下の残存）がみられる（離乳完了後）	☐	☐
	食行動	C-8	哺乳量・食べる量、回数が多すぎたり少なすぎたりムラがあるなど	☐	☐
話す	構音機能	C-9	構音に障害がある（音の置換、省略、歪みなどがある）	☐	☐
		C-10	口唇の閉鎖不全がある（安静時に口唇閉鎖を認めない）	☐	☐
		C-11	口腔習癖がある	☐	☐
		C-12	舌小帯に異常がある	☐	☐
その他	栄養（体格）	C-13	やせ、または肥満である（カウプ指数・ローレル指数で評価）	☐	☐
	その他	C-14	口呼吸がある	☐	☐
		C-15	口蓋扁桃等に肥大がある	☐	
		C-16	睡眠時のいびきがある	☐	
		C-17	上記以外の問題点（　　　　　　　　　　　　　　）	☐	

Q1 口腔機能発達不全症の背景には、「子どもの食の問題」があります。では、保護者は「子どもの食」のどのようなことを心配しているでしょうか？

Q2 口腔機能発達不全症を歯科医院で診るにあたって、まずはどのようなことから始めればよいでしょうか？

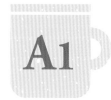

図1は、平成26年度に行われた日本歯科医学会重点研究アンケートの「子どもの食事で心配なこと」という項目です[3]。歯科に関連する項目だと、食べるのに時間がかかる、偏食する、むら食い、遊び食べをする、甘い飲みものやおやつばかり摂る、小食、早食い、よく噛まないなどが挙げられます。

しかし、保護者が歯科に「食の問題」を相談するケースは、実際には少ないのが現状です。確かに当院でも、相談要件で多いのはう蝕や歯並び、咬み合わせ、口腔清掃が上位を占めています。食べ方に関する相談は、咬合に問題があるうえで、

「食べるときにクチャクチャ音がする」や「食べ方が汚い」など二次的な訴えが多いです。しかし、高齢者においてオーラルフレイルが注目される現在、子どもの食べる機能の獲得段階についても歯科領域の積極的な介入が必要です。

図2は、中央社会保険医療協議会総会で示された、人の一生における口腔機能の獲得、維持、低下をグラフで表した口腔機能発達不全症と口腔機能低下症のイメージ図です[4]。小児期に適切な口腔機能の獲得を怠ると、成人期に正常な口腔機能まで到達できません。正常な口腔機能まで到達できないと、高齢期からの低下も早くなり、全身の脆弱化を引き起こします。

近年の歯科保険医療では治療だけでなく、疾病の予防や本来備わっている機能の維持管理を目的とした項目も増えており、今後「食べる」を中心とした口腔機能に関連する相談を受ける機会は増えていきそうです。

口腔機能に関連した問題は短い期間での改善が難しいものもあります。この保険病名は、患者や保護者に「食べる」、「話す」、「呼吸する」の問題が将来の生活習慣病の一つになるという警鐘を鳴らす意味があるのかもしれません。患者、歯科医師、歯科衛生士が一緒になってこれらの改善に取り組む必要があります。

	全体 (n=454)			全体 (n=454)
偏食する	41.4		アレルギー体質	6.8
食べるのに時間がかかる	31.5		口から出す	5.7
むら食い	28.6		食べすぎる	5.1
遊び食い	28.4		早食い	4.6
テレビなどを見ながら食べる	22.7		食べるのを嫌がる	4.4
よく噛まない	16.1		消化が悪い	4.4
小食	16.1		食欲がない	2.9
お菓子やジュースばかりで食事が食べられない	9.0		よく吐く	1.1
朝食を食べないことがある	8.6		その他	9.0
ちらかし食い	8.4			

図❶ 日本歯科医学会重点研究アンケート「子どもの食事で心配なこと」

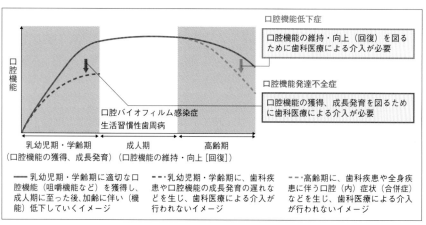

図❷ 口腔機能発達不全症と口腔機能低下症のイメージ（参考文献[4]より引用改変）

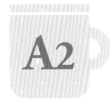

院内で口腔機能発達不全症への対応を開始する際は、表1のチェック項目ごとに改善に向けた対策を事前に書き出しておくとよいと思います。また、項目ごとに自院で解決できそうか、それとも多職種に依頼するかを分類しておくべきでしょう。

表2は、当院で作成した多職種連携の対応表なので、参考にしてみてください。以下に、筆者が歯科衛生士と協力して口腔機能発達不全症のアプローチを行った症例を供覧します。

◉症例

- **患児**：1歳9ヵ月、女児
- **主訴**：歯が黒くなった（図3）
- **来院までの経過**：数ヵ月前から歯の着色が気になり始め、次第に着色がひどくなりました。近隣の歯科医院を受診しましたが、体質によってステインが着色しやすいこともあるといわれ、セカンドオピニオンを求めて当院を受診しました。
- **口腔機能発達不全症の診断**：咀嚼時間が短すぎる（C-5）、哺乳量・食べる量、回数が多すぎたり少なすぎたりムラがあるなど（C-8）、口呼吸がある（C-14）。
- **診断までの流れ**：ステインを一部除去すると、脱灰箇所を認めました。唾液量の減少が予測されたため、改めて問診を行うと、口呼吸や咀嚼回数が少ない、丸飲み、むら食いなどの傾向がわかり、口腔機能発達不全症と診断しました。
- **治療・管理指導**：ポリッシングと超音波スケーラーを用い、数回に分けてステインを除去。同時に食事指導を行い、一口量を少なくして咀嚼回数を増やすなどを実践してもらいました。鼻炎による口呼吸が疑われたため、耳鼻

表❷ 口腔機能発達不全症において協力を求める多職種の一覧（C-17 は除く）

咀嚼機能 （C-1〜6）	小児科医、管理栄養士、理学療法士、ソーシャルワーカー、口腔外科医、矯正歯科専門医
嚥下機能・食行動 （C-7、8）	小児科医、管理栄養士、理学療法士、ソーシャルワーカー、矯正歯科専門医
構音機能 （C-9〜12）	小児科医、耳鼻咽喉科医、言語聴覚士、ソーシャルワーカー、口腔外科医、矯正歯科専門医
栄養（体格）（C-13）	小児科医、管理栄養士、ソーシャルワーカー
その他 （C-14〜16）	小児科医、耳鼻咽喉科医、矯正歯科専門医

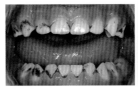
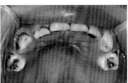

図❸ 1歳9ヵ月、女児、初診時。全顎的なステインの沈着を認める

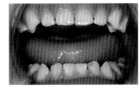
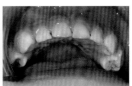

図❹ 3ヵ月後。ステイン除去後に食事指導などを行い、ステインの沈着量は減少した

科受診を勧めました。3ヵ月後、一口量や咀嚼回数は徐々に改善し、ステインの沈着量も減少（図4）。脱灰については引き続きフッ化物塗布を行い、管理を継続中です。

【参考文献】
1）お茶の水保険診療研究会（編）：歯科保険請求2018. クインテッセンス出版，東京，2018.
2）日本歯科医学会：口腔機能発達不全症に関する基本的な考え方. 2018. http://www.jads.jp/basic/pdf/document_03.pdf
3）日本歯科医学会重点研究委員会：日本歯科医学会重点研究「子どもの食の問題に関する調査」報告書. 2015. https://www.jads.jp/activity/search/shokunomondai_report.pdf
4）厚生労働省：第246回中央社会保険医療協議会総会. 2013. https://www.mhlw.go.jp/stf/shingi/0000017070.html

01 一般的な障害の種類とその対応

村上旬平 大阪大学歯学部附属病院 障害者歯科治療部 歯科医師

　同じ障害のある子どもでも、一人ひとり性格が違います。また、日ごろの口腔ケアの受け方やそれにかかわる人も違います。口腔の専門家である歯科衛生士が、障害のある子どもの口腔の健康を守ろうとする際に大切なのは、患児の日ごろの生活背景を知り、家族や関係者とよく相談をしながら、治療や保健指導を進めることです。必要があれば、他の専門職と意見交換するなどの連携を図る姿勢も重要です。うまくいかないからと最初から諦めることなく、障害についてしっかりと理解し、時には待ちながら、子どもたちの最善の発達と健康のために専門性を発揮してもらいたいと思います。本項では、臨床場面で遭遇することの多い障害について、その概要と対応の基本を解説します。

 対応の基本は「待つこと」

　障害認定されている子どもの数（重複あり）は、身体障害（視覚障害、聴覚障害、肢体不自由、内部障害など）7.1万人（18歳未満）、知的障害22.1万人（18歳未満）、精神障害（発達障害を含む）27.6万人（20歳未満）です[1]。令和元年の20歳未満の人口は約2,100万人[2]なので、約40人に1人の割合で障害認定された子どもがいることになります。これに含まれない境界域の子どもも多いことから、臨床現場では障害やその傾向のある子どもに対応することは珍しくありません。

　障害のある子どもが来院した際は、安心や安全への気配りが必要です。なかには、緊張や不安、恐怖心から、落ち着かなかったり、パニックになったり、嫌がって治療させなかったりする子どもがいます。また、感覚が鋭敏なため、治療中に我慢できない子どももいます。加えて、不随意の体動やアレルギー、発作、窒息、誤嚥を起こしやすい子どももいます。このような子どもたちが安心・安全に歯科治療を受けられる環境を作り、受診へのハードルを下げて、親子がともに楽しく歯科に通ってもらい、歯科に長くかかわるきっかけを作ることが必要です。

　できるだけストレスを減らし、安心して診療を受けてもらうには、「待つ」ことが重要になります。その子ができるタイミングや信頼関係を構築できるまで待ち、成長を待つことで解決できる課題は少なくありません。もちろん、う蝕で痛みがあるときなどには、緊急対応や専門機関への紹介が必要ですが、もし余裕のある状況であれば、「急がば回れ」の精神で、待つことを選択肢に入れるとよいでしょう。

知的障害（知的能力障害）

　知的障害は、18歳ごろまでに脳に生じた何らかの原因で、知的な働きが支障され、社会での生活に適応できない状態にあることをいいます。知的な働きとは、判断する、計画を立てる、問題を解決する、論理的に考える、抽象的に考える、日ごろの経験から学習するなどです[3]。

　知的障害のある子どもは、一度にたくさんのことを言われると混乱して相手の言葉を理解できず、歯磨き指導をしてもなかなか覚えてもらえ

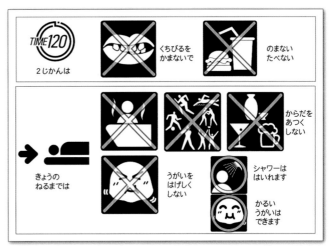

図❶　絵（ピクトグラム）と平易な文章をひらがなで記載した説明文書の例

ない場合があります。また、自分の気持ちをうまく言葉にできず、我慢しすぎてしまったり、状況を理解できずに極度に怖がってしまったりすることがあります。この場合、我慢や恐怖の限界を超えるとパニックになりやすいので、注意が必要です。

　したがって、知的障害のある子どもには、優しく穏やかな口調で声をかけること、説明の言葉は「短くゆっくり」、「丁寧」、「繰り返し」を意識し、加えて絵や写真、模型を使ってわかりやすく伝える工夫が大切です（**図1**）。恐怖心の強い子どもは少しずつ練習し、スモールステップで一歩ずつできることを増やしていき、歯医者嫌いにならないようにすることも必要です。

　知的障害のある子どもは、口腔周囲筋の発達やバランスが不均衡なため、口唇が開いていたり、摂食嚥下の発達が遅れたり、食事したものが口の中に残っていたりするなど、口腔機能の発達にも気を配ることが必要です。とくに症候群に伴う知的障害では、特徴的な顔つき、歯の数や形の異常、歯の萌出時期や場所など、歯列に異常がみられることもあります。また、てん

かんなどの病気を併発していると、服用薬の影響でう蝕や歯肉炎、歯肉肥大、口渇、歯石沈着などを起こしやすい場合があります。

　したがって、知的障害のある子どもは口腔内の状況がより複雑になりやすく、家庭で介助磨きが困難なケースも存在します。このような場合、まず保護者と歯や口の特徴、機能の発達状況、生活背景、全身状態、服薬状況などを確認します。そのうえで、歯磨きや食事管理について実現可能な範囲で、本人や家族、歯科での役割分担を決めるようにしましょう。

 発達障害（自閉スペクトラム症、注意欠如多動症、限定的学習症）

　発達障害は、自閉スペクトラム症（感覚の過敏と鈍麻、コミュニケーションが難しい、想像することが難しい、極度なこだわり、社会性が身につきにくい）、注意欠如多動症（不注意、衝動的、落ち着きがなく多動）、学習障害（読み書き、計算など、特定の学習が難しい）などが含まれます[3]。発達障害にみられる特徴は、多くの人が多かれ少なかれもっているものです。発達障害は、脳の機能障害のためにこれらの特

徴が強調され、社会生活への適応が難しくなったものといえます。

　発達障害のある子どもは、とくに幼児期〜小学校低学年期に歯科治療が困難な例が多くあります。それは、幼少期から感覚の過敏があり、診療室の音や光などの環境に耐えられない、歯磨きができない、聞いたことをうまく理解できず、さらに治療の見通しを立てにくいといったことが影響しています。そして治療中に硬直してしまったり、不安からパニックになってしまう子どももいます。

　このような感覚の問題は、成長とともに徐々に減っていきますが、なかには強い感覚過敏が継続する子どももいます。発達障害の子どもに接するときは、たとえば、「歯磨きが金たわしで擦られるような痛みを感じるのかもしれない」、「脳に届いている音はまったく違うように聞こえているのかもしれない」など、本人の感覚世界を想像することで、解決策が見出される場合もあります。

　歯科治療の際には、できるだけ担当する歯科衛生士を固定する、本人にとって我慢できない感覚（音、光、触られる）をできるだけ避ける、嫌がっていることを無理強いしないことです。そして、絵カードや写真、タイマーなどを用いて、目に見えるかたちで見通しを提示する視覚的な支援をするなどが大切です（図2）。

　発達障害の子どもは、安心する味や食感、色、匂いのものを好んで食べるため、偏食になることがあります。食習慣をいきなり変えることは極めて難しいため、受け入れ可能な範囲で少しずつ甘味食品や酸性食品の量や頻度を減らし、一方で食べられる食品の種類を少しずつ増やす手伝いをすることも大切です。たとえば、う蝕になりにくい食品の情報を提供することも、歯科衛生士の仕事の一つといえます。

　仕上げ磨きが困難という相談もよく寄せられます。環境設定（見通しを示す、落ち着く空間、気が散らない環境、落ち着く場所、決まったスケジュールなど）をする、仕上げ磨きする人を固定する、過敏でも痛くない硬さの歯ブラシを選ぶ、お気に入りの味や匂いの歯磨剤を使う、ご褒美を設定するなどの指導をするとよいでしょう。

　発達障害のある子どもは、成長による感覚刺激に対する感じ方の変化によって、小学校に入学する、小学校の高学年になる、中学校に上がるなど、あらゆるタイミングで受け入れ可能なことが増えていきます。成長と感覚の変化を待ちながら、自身で可能なブラッシングの範囲も広げていくなど、口の健康をいかに保つかを、保護者と相談しながら決めるようにしましょう。

 脳性麻痺

　脳性麻痺は、生後1ヵ月までの間に生じた脳の障害によって運動機能が障害された状態で、筋肉の緊張や弛緩がみられます[3]。身体がこわ

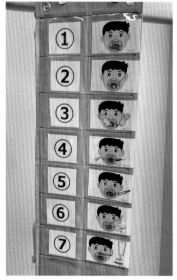

図❷　絵カードを使用した治療スケジュールの視覚的支援

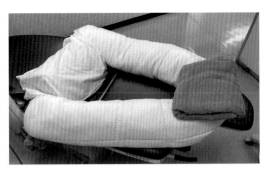

図❸　姿勢を安定させるためのタオルやクッション、膝下用の枕

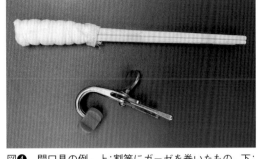

図❹　開口具の例。上：割箸にガーゼを巻いたもの、下：万能開口器（YDM）

ばって動きにくい（痙直型）、勝手に動く（アテトーゼ型）、力が入らない（失調型）などの症状があります。原始反射が消えずに残り、反射的に身体が大きく動いてしまうこともあります。人によって手や足、体幹、首など、動きにくい場所や反射で動く場所は異なります。

したがって、脳性麻痺の子どもでも、日常生活をほぼ問題なく送れる、歩行や発音が苦手、車いすを使っている、寝たきり、医療的ケア（胃瘻など）を受けているなど、さまざまです。さらに、感覚過敏や知的障害、てんかんといった症状を併発している子どももいます。

脳性麻痺の子どもには、たとえば入室時に危険の少ないチェアーや車いすが横付けできるチェアー、あるいは介助者が作業しやすいチェアーを使用します。チェアーに移乗する際には、転倒や転落がないようにすることはもちろん、ヘッドライトや薬瓶、スケーラーチップなどに触れないかの確認が必要です。チェアー上ではタオルやクッション、枕などを使用し、反射を抑えて安定した姿勢をとるようにします（**図3**）。処置内容によっては、小児用車いすの上でそのまま治療を受けたほうがよい場合もあります。

緊張や反射で器具を咬んでしまうこともあるため、割箸にガーゼを巻いた開口具や歯ブラシなどをうまく使って、互いに怪我をしないよう

にする必要があります（**図4**）。一方、万能開口器（YDM）や注水は、誤嚥や呼吸障害の原因になることがあるため、超音波スケーリング時は呼吸状態に注意し、短時間で休憩しながら実施するのがよいでしょう。

脳性麻痺では歯の先天性欠如や過剰歯、萌出遅延、歯肉肥大や筋のアンバランスによる叢生、空隙、開咬などが生じることがあります。また、服薬による唾液減少や歯肉肥大の影響を受けやすくなります。とくに胃瘻で経口摂取していない場合は、歯石が付きやすいことから、こまめなスケーリングが必要です。咬合面にまで歯石が付着していて、注水下での処置が困難な場合は、歯頸部の歯石を優先的に除去しましょう。セルフケアは、本人が可能な範囲でブラッシングする習慣をつけてもらい、併せて保護者が仕上げ磨きしにくい場所を見極め、そこにアプローチできる清掃道具や姿勢、開口具などについてアドバイスしましょう。

【参考文献】
1）内閣府：令和元年版　障害者白書 障害者の状況. https://www8.cao.go.jp/shougai/whitepaper/r01hakusho/zenbun/pdf/ref2.pdf（2020年8月31日最終アクセス）
2）内閣府：令和2年版 子供・若者白書 各種データ1/2. https://www8.cao.go.jp/youth/whitepaper/r02honpen/pdf/sanko_10_01.pdf（2020年8月31日最終アクセス）
3）日本障害者歯科学会（編）：スペシャルニーズデンティストリー 障害者歯科. 医歯薬出版, 東京, 2017.

02 心臓に病気のある子どもへの対応

仲野和彦 大阪大学大学院歯学研究科 小児歯科学教室 歯科医師

　初診時の問診票の記載を注意して確認してみると、心臓の病気をもっている子どもの症例に遭遇することがあると思います。生まれつき心臓に病気を抱える子どもは100人に1人という割合のため、身近な方にもいるのではないでしょうか。

　生まれつき心臓に病気のある子どもには、歯科治療時に特別な配慮が必要です。なぜなら、口腔内の細菌が血液中に侵入して菌血症が生じ（図1）、心臓で引き起こされる「感染性心内膜炎」という病気があるからです。この病気を発症した場合は循環器専門の診療機関を受診しますので、歯科領域ではあまり身近に感じないかもしれません。

　感染性心内膜炎は、長期入院による治療が必要となる病気で、死に至る可能性もあります。よって、メカニズムをよく理解したうえで、発症予防を心がける必要があります。本項では、歯科医療従事者が知っておきたい知識を整理します。

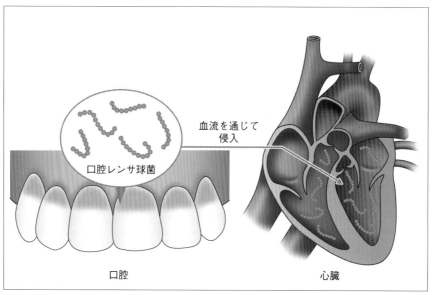

血流を通じて
侵入

口腔レンサ球菌

口腔　　　　　　　　　　　心臓

図❶　口腔内の細菌によって生じる菌血症（イメージ図）

以下の歯科処置を、出血を伴わないものと伴うものに分類してみましょう。

> フィッシャーシーラント・フッ化物塗布・X線撮影・充填修復・歯石除去・抜歯・
> インプラント治療・矯正治療

【出血を伴わない処置】

【出血を伴う処置】

 重度のう蝕や歯肉炎・歯周炎を放置するとどうなるでしょうか？　図を参考に、
口腔内の細菌がどのような現象を引き起こすか、それぞれ考えてみましょう。

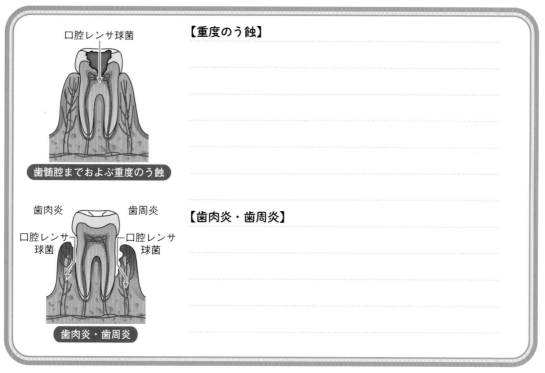

【重度のう蝕】

【歯肉炎・歯周炎】

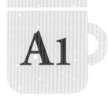

A1 歯科処置によって出血が生じる（菌血症が生じる）かどうか、イメージは浮かびましたか？　正解は以下のとおりです。

- **出血を伴わない処置**：フィッシャーシーラント・フッ化物塗布・X線撮影・充塡修復・矯正治療
- **出血を伴う処置**：歯石除去・抜歯・インプラント治療

では、PMTC（Professional Mechanical Tooth Cleaning）はどうでしょうか。出血する場合もあれば、しないこともあり、その人の歯周組織の状態で変わってきます。ブラッシングやデンタルフロスの使用も、同様であると考えてください。根管治療に関しては、根尖を越える処置が出血を引き起こすものとして扱われています。

以下、心臓の病気をもっている人に出血を伴う処置を行う際、感染性心内膜炎を発症させないための配慮を詳しく説明します。

 感染性心内膜炎は どのように発症するのか

1．口腔内の細菌が血管内に侵入

口腔内には数百もの細菌種が存在し、その性状がはっきりわかっているものもあれば、そうでないものもあります。歯科領域でよく知られているのは、う蝕を引き起こすミュータンスレンサ球菌や、歯周病を引き起こす複数の細菌種ではないでしょうか。歯科領域で感染性心内膜炎を引き起こすのは、口腔レンサ球菌に分類される細菌種で、ミュータンスレンサ球菌もその1つに含まれます。抜歯などの出血を伴う処置を行うことで、口腔内の細菌が血管内に侵入して全身の血管を巡ることになります。「出血＝血管が破れたところから口腔内の細菌が侵入する（菌血症）」というイメージです。

2．心臓に生じる引っかかり部分

図2は、心室中隔欠損症という左心室と右心室の間に穴がある心臓病のイメージを表しています。このような人は、穴の存在によって血液の流れが不規則になり、多くの血液が当たってしまう場所ができます。心臓弁がその場所に当たることが多く、血管内皮が剥がれて血小板などが塊を作ります。このような引っかかり部分ができると、そこに血管内に入った口腔内の細菌が付着し、増殖してしまうことがあります。

3．感染性心内膜炎の発症

心臓弁に前述の塊ができてしまうと、弁が正常に開閉できなくなり、心臓の機能が落ちて心不全を引き起こします。また、通常は免疫機構で排除される細菌が塊の中に残ってしまい、発熱などの症状が持続します。さらに、塊の一部が剥がれ落ちて血流を巡ると、さまざまな臓器に梗塞を生じさせます。

歯科治療が原因でこのようなことが起これば大ごとで、重篤な症例では心不全による

血液中に
細菌が入ると……

心室中隔欠損

血流が強く当たり
内皮が剥がれる
（引っかかりの部分）

ここに血小板などで
塊ができる

塊に細菌がくっついて
さらに大きな塊になる

図❷　心臓に引っかかり部分が生じると、細菌が増殖して感染性心内膜炎を惹起しやすくなる

死の危険さえあります。心臓の病気がない人では、通常このような引っかかり部分ができませんので、感染性心内膜炎になることは極めて稀です。また、細菌が血管内に侵入しても、免疫機構ですぐに排除されます。

 発症予防のために

感染性心内膜炎の発症リスクとなる心臓病をもっている人には、たとえ口腔内の細菌が血管内に侵入しても問題が生じないように、出血を伴う歯科処置の前に抗菌薬を投与することが推奨されています。日本循環器学会から「感染性心内膜炎の予防と治療に関するガイドライン」が発出されており、標準的な予防投与法が記載されています。

出血を伴わない処置では、抗菌薬の予防投与は必要なく、一般の方と同じように処置を行っても問題ありません。

 術前の抗菌薬の投与

感染性心内膜炎の原因となる口腔レンサ球菌を抑えるために、アモキシシリンというペニシリン系の抗菌薬を、処置1時間前に2g（成人）投与するように推奨されています。2gは通常よりかなり多い量ですが、これだけの抗菌薬を処置1時間前に投与することで、たとえ出血を伴う処置で細菌が血管内に侵入しても、それを叩く準備をしておくということです。

子どもの場合は、体重1kgあたり50mg（最大量は2g[例：体重20kgの子どもの場合1g]）を処置1時間前に投与します。この量も成人と同様に通常量より多いですが、侵入してきた細菌を叩くために必要とされています。また、ペニシリン系にアレルギーのある人に使用する抗菌薬に関しても、前述のガイドラインで詳細に記載されています。

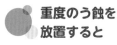  **重度のう蝕を放置すると**

う蝕が進行して実質欠損が歯髄腔にまで達することを「露髄」といいます。露髄すると、口腔内の細菌が歯髄を壊死させ、最終的には腐るイメージがあると思います。歯髄腔には毛細血管も存在しているので、露髄すると口腔内の細菌が毛細血管を通じて血管内に侵入できるようになります。抜歯のような処置で多量の細菌が短時間で侵入するイメージではなく、微量でも持続的に侵入するという感じです。

血管内に侵入した細菌は、健康なら免疫機構によってすぐに排除されますが、血管内に引っかかり部分がある人や免疫力が低下している有病者や高齢者では、長期にわたって細菌が血管内に存在し続けます。Q2の図にある毛細血管が、全身の血管に繋がっていることを意識しましょう。

 歯肉炎・歯周炎を放置すると

歯肉炎でも歯周炎でも出血をしますよね。前述したように、血管が破れているところから細菌が侵入します。歯周組織の破壊が大きく、出血も重度な歯周炎では、より多くの細菌が侵入します。「歯周ポケット5mmの歯が28本あると、内面には手のひらサイズの潰瘍が存在する」という話を聞いたことはありますか？ この話のイメージだと、「潰瘍＝細菌の侵入路」ということになります。歯周病がさまざまな全身の病気と関係していることがわかってきた昨今では、歯周病によって生じる潰瘍面から、細菌や関連する悪い物質が侵入しないようにすることが重要です。それができるのは歯科医療従事者であり、歯科衛生士はその前面に立っているのです。「口の健康は全身の健康に寄与する」ことを、多くの患者さんに知ってもらいましょう。

乳歯の早期脱落・欠損を見過ごさない

仲野和彦 大阪大学大学院歯学研究科 小児歯科学教室 歯科医師

　「乳歯は抜けるから、永久歯に生え代わってから大事にしよう！」という考えの保護者が多くいます。これは、歯科医療従事者が乳歯の大切さをうまく伝えられていないからなのかもしれません。

　乳歯列期、混合歯列期、永久歯列期の流れを思い出してみましょう（図1）。まず、生後8ヵ月ごろに下顎乳中切歯が萌出して、2歳半から3歳ごろにはすべての乳歯が生え揃います。そして6歳ごろには、下顎中切歯や第1大臼歯が萌出して、12〜14歳ごろまでには第3大臼歯を除くすべての永久歯が萌出を完了します。

　日々の臨床では、この流れに沿わない小児に遭遇することがあります。そのような症例を見過ごさないように注意して、遭遇した際には歯科医師とともにその原因を考えてみましょう。本項では、とくに幼児に焦点を当てて考えてみます。

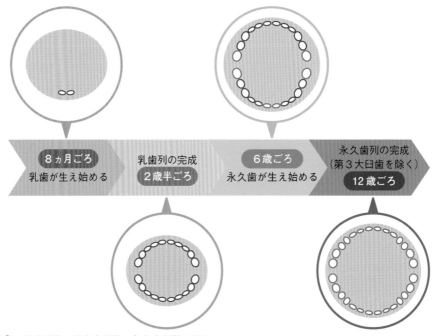

図❶　乳歯列期、混合歯列期、永久歯列期の流れ

Q1 乳歯の数が少ない幼児に遭遇した場合、どのような理由が考えられるか、書き出してみましょう。

Q2 正常な生え代わりで抜ける乳歯は、どんな形をしているでしょうか？　乳前歯のイラストを描いてみましょう。

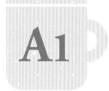

交換期でもないのに乳歯がない場合には、以下のような理由が考えられます。
①う蝕で抜歯に至った
②外傷で脱落した、外傷後に予後不良で抜歯に至った
③先天性欠損
④歯周炎で抜け落ちた

これらのどの場合でも、放置せずに治療や定期的にフォローをしていく必要があります。以下、それぞれについて、考えてみましょう。

 う蝕で抜歯に至った場合

保護者に聴けば、すぐにわかります。幼児期に抜歯になるほど、う蝕が重度であることは大問題です。他の歯にう蝕があることも多いので、注意してください。

幼児期のう蝕は生活習慣、とくに食生活に大きな問題がある場合が多いです。砂糖の摂り方を中心に、きちんと指導する必要があります。また、幼児期には、個々のう蝕を引き起こす細菌（おもにミュータンス菌）の量が決まります。よって、細菌量を減らすために、う蝕があればきちんと治療するように指導しましょう。加えて、必要に応じて保隙装置を入れたほうがよいこともあります。このような小児は、定期健診の間隔を短めに設定することが勧められます。

 外傷で脱落した、外傷後に予後不良で抜歯に至った場合

これも保護者に聴けば、すぐにわかります。激しい外傷を受け、そのときには何も症状がないケースでも、あとで歯髄壊死や歯根吸収などを生じることがあります。また、外傷を受けたと思われる歯の周囲の歯も、定期健診が必要であることを教えてあげてください。さらに、幼児期の外傷は、顎骨内で形成途中の永久歯の発

育にも影響を与えることがあります。よって、永久歯が生えてくるまではフォローが必要なことも説明しましょう。必要に応じて、保隙装置を入れたほうがよいこともあります。

 先天性欠損の場合

市町村の乳幼児健診などで指摘され、保護者が認識している場合があります。ただ、X線撮影をしないと明確に判断できないため、よくわからないままにしている保護者も多いと思います。頻度は低いですが、疑いがあればきちんと調べたほうがよいでしょう。乳歯が先天性欠損の場合は、後継永久歯も欠損していることがほとんどですので、将来的に歯数不足で歯列や咬合の対処が必要になることがあります。よって、定期健診でフォローしていく重要性を伝えましょう。

 歯周炎で抜け落ちた場合

幼児期の歯周疾患はほとんどが歯肉炎であり、歯周炎の症例に遭遇する頻度はたいへん低いです。そのため、このような症例に遭遇したときは、見過ごさないようにしてください。なぜなら、小児の歯周炎は何らかの全身疾患と関連することが多いからです。

ほとんどのケースで、小児科を受診しており、歯科を受診した時点ですでに病名がはっきりしています。そのなかで、1つ意識しておきたい疾患があります。それは、「低ホスファターゼ症」という骨と歯の病気です。重症者ではすでに医師の診断がついていることがほとんどですが、軽症者では診断がついておらず、病気であることを認識せずに日常生活を送っている人がいることがわかりつつあります。詳しくは、A2で解説します。

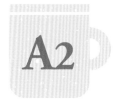

A2 イラストはうまく描けた
でしょうか。正常な乳歯の
生え代わりでは、歯根が吸
収されます。正解は、**図2
a**のように歯冠が残ってい
て、歯根が吸収されている状態です。では、ど
のような状態が異常なのでしょうか。**図2b**は、
歯根が吸収されずに残っています。このような
状態で、歯が生え代わることはありません。通
常は、永久歯が乳歯の歯根を吸収することで、
乳歯がだんだん動揺して脱落に至ります。では、
なぜこの歯は脱落したのでしょうか。

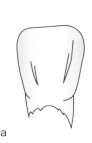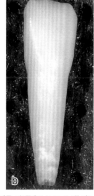

図❷　a：歯冠が残り、歯根が吸収された乳歯。
b：歯根が吸収されずに残っている乳歯

 低ホスファターゼ症

　低ホスファターゼ症は遺伝性の疾患で、アル
カリホスファターゼという酵素の値が低いため、
「骨の石灰化障害」と「４歳未満の乳歯の早期
脱落」が生じることが知られています。重症型
では、肋骨が形成されずに呼吸不全になり、生
きること自体が困難でした。近年、人工的にア
ルカリホスファターゼを補充する治療法が導入
され、多くの人が生きられるようになってきま
した。一方、軽症型では自覚症状もなく、乳歯
が早期脱落した程度の認識です。そのため、こ
の疾患に罹患していること自体に気づかず、日
常生活を送っている人が多く存在することがわ
かってきました。

 歯科領域で早期発見できる

　乳歯の早期脱落をみつけられるのは、歯科医
師や歯科衛生士です。交換時期でもないのに乳
歯の動揺や、抜け落ちた幼児をみつけたら、低
ホスファターゼ症を疑う必要があります。この
疾患は、アルカリホスファターゼの値が低いこ
とで、歯根表面のセメント質のできが悪くなり
ます。その結果、歯根がうまく歯槽骨と結合で

きず、歯が揺れてくるのです。この状況は歯周
病として分類されていますが、いわゆるデンタ
ルプラーク由来の炎症とは病態が違います。た
だ、歯周ポケットが深いため、不潔になりやす
く、炎症が起こる症例もあります。

 早期発見の意義

　低ホスファターゼ症は、進行性の疾患です。
症状が軽度でも、成長とともに全身の骨に症状
が出てくる人もいます。また、これまでは乳歯
の早期脱落としか記載されていませんでしたが、
永久歯もセメント質形成不全のため、歯が抜け
やすい状態にあります。歯科で定期的に管理し、
少しでも長く永久歯を残す必要があります。最
近では、低身長である人が、歯科医療従事者の
気づきで、低ホスファターゼ症の診断に至った
症例が増えています。また、骨折を繰り返して
いても原因不明とされてきた人が、中年期に
なってようやくこの疾患と診断された例も報告
されています。早期に発見できれば、早くに専
門家の治療が受けられ、原因がわかれば対処法
を考えられます。ただ、この疾患の難しいとこ
ろは、医科と歯科の領域にまたがっていること
です。私たち歯科医療従事者は、まず乳歯の早
期脱落を見過ごさないことが大切です。

02 子ども虐待の現状と特徴的な口腔所見

大継將寿 大阪大学大学院歯学研究科 小児歯科学教室　歯科医師

　全国の児童相談所における児童虐待相談件数は、2018 年度に約 16 万件となっており、集計開始以来、過去最多を更新しました（図 1）。児童虐待の早期発見は、子どもの命や人権を守ることに繋がります。教育や保健、福祉などの各機関は、虐待の防止に全力で取り組んでいますが、歯科医療従事者も虐待の防止におおいに貢献できます。

　歯科衛生士は、定期健診や保健指導などで子どもやその家庭の様子を知る機会が多いと思います。子どもの口の中は日常生活が反映されやすいため、放置された多数のう蝕や不自然な歯の外傷は、虐待のサインかもしれません。歯科衛生士の「気づき」が、虐待の早期発見に繋がるケースもあります。

　虐待は早期発見だけではなく、未然に防ぐことも重要です。保健指導を通じて子どもやその家族をサポートすることが、虐待を未然に防ぐことに繋がる場合もあります。日常の診療のなかには、歯科衛生士だからこそ担える重要な役割があると考えます。

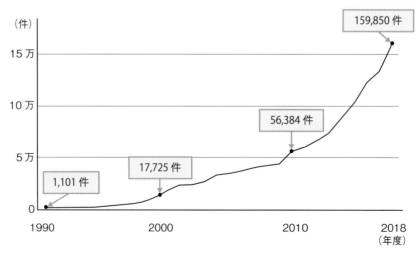

図❶　児童虐待相談対応件数の推移（参考文献[1]より引用改変）

Q1 歯科医療現場では、どのような状況で虐待を疑うのでしょうか。子どもの様子、保護者の様子、子どもの歯科的特徴、身体的特徴に分けて考えてみましょう。

【子どもの様子】

【保護者の様子】

【子どもの歯科的特徴】

【子どもの身体的特徴】

Q2 歯科医療現場で虐待が疑われる子どもに遭遇した場合、どのように対応すればよいのでしょうか。診療室と健診時の対応に分けて考えてみましょう。

【診療室】

【健診時】

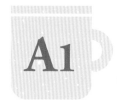

A1 医療従事者が虐待に気づくポイントは、以下のとおりです。
①不自然と思われることを見逃さない

②口の中だけではなく、身体全体にも目を向ける

③子どもの行動や保護者の態度にも注意する

　日本小児歯科学会「子ども虐待防止対応ガイドライン」には、注意が必要である徴候として**表1**の事項を挙げています[2]。また、虐待とネグレクトによる顔面、口腔や歯にみられる特徴についても**表2**の項目を列挙しています[2]。

　「虐待」と聞くと、殴る、蹴る、叩くなど、身体的虐待を思い浮かべることが多いと思います。児童虐待の防止等に関する法律では、身体的虐待、性的虐待、ネグレクト、心理的虐待に分類されます[3]。身体的虐待はあざや火傷、口腔においては粘膜の裂傷や歯の破折など、医学

的に説明がつきにくい不自然な外傷として、客観的に目立つケースが多いです。

　一方、児童虐待の約2割に相当するネグレクトは、子どもへの無関心や育児放棄とされています。口腔内を診ることができる歯科医療従事者だからこそ、早期に気づけるケースがあります。米国の小児歯科学会では「保護者により適切な歯科的健康管理がされておらず、必要な治療を受けさせることなく、多数歯にわたるう蝕や歯肉腫脹の放置がある状態」をデンタルネグレクトと定義しています[4]。ネグレクトを受けた児童には未処置のう蝕が多く、う蝕経験歯数（DMFT）も高いことが報告されています[2,5,6]。う蝕は、原因の解明や予防法の確立により減少傾向にあるため、ネグレクトによるう蝕が臨床の場で目立ってきています。

　虐待は隠されていることが多く、子どもを守るためにも「何かおかしい」と感じたら虐待を疑うことが重要です。

表❶ 医療機関において注意すべき虐待の徴候（参考文献[2]より引用改変）

子どもの診察から
・不自然な外傷（あざ、打撲、骨折、火傷、タバコを押しつけた痕）がある ・不自然な外傷が繰り返し起きている ・極端な栄養障害や発達の遅れ（低身長、低体重） ・必要な医療ケアがなされていない ・不潔な服装や、兄妹との服装の差が激しい ・髪の毛や手足などが極端に不潔
子どもの行動の観察から
・表情が乏しい（無表情、凍てついた凝視） ・自分の殻のなかに閉じこもり、人を避けようとする ・態度がおどおどしている。おびえている ・親の顔色をうかがったり、親を避けようとする ・落ち着きがなく、乱暴。他の子どもに対して攻撃的 ・無気力、無表情
保護者の観察から
・子どもの扱いが乱暴であったり、冷たい ・子どもの発達状況を覚えていない ・子どもの状態に関して不自然な説明をする ・子どもの病状への対応が不適切である（例：歯の痛みがあるにもかかわらず、数週間放置） ・母子健康手帳にほとんど記入がない

表❷ 虐待とネグレクトによる顔面、口腔、歯にみられる損傷の特徴（参考文献[2]より引用改変）

頭部、顔面の損傷	
・頭部：頭蓋損傷、外傷性脱毛、耳介部の挫傷 ・顔面：網膜出血、ブラックアイ、鼻骨骨折、咬傷	
口腔の損傷	
口腔軟組織の損傷	・口唇の腫脹、挫傷、裂傷、口角部の挫傷（猿ぐつわ痕など）
口腔内部の損傷	・不自然な小帯の裂傷、口蓋粘膜や頬粘膜の挫傷
歯と歯周組織の損傷	
歯の硬組織、歯髄の外傷	・正当な説明のない歯冠破折や歯根破折
歯周組織の外傷	・動揺歯、脱臼歯、変色歯
骨の損傷など	
・顎骨骨折、陳旧性骨折（不適切な治療） ・陳旧性骨折による不正咬合 ・外傷性顎関節炎、外傷後の開口障害など	
う蝕、感染症	
・未処置の多発性う蝕 ・未処置の感染症（顎骨炎、蜂窩織炎、上顎洞炎）	

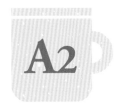

A2 日本小児歯科学会「子ども虐待防止対応ガイドライン」において、児童虐待の早期発見の取り扱い手順が記載されています（**図2**）[2]。虐待の疑いがある事例に遭遇した場合、1人で判断せず、まずは複数のスタッフで情報共有を行うことが重要です。

　児童虐待の防止等に関する法律のなかで、"職務上関係のある者は、児童虐待を発見しやすい立場にあることを自覚し、児童虐待の早期発見に努めなければならない"とされています[3]。また、"児童虐待を受けたと思われる児童を発見した者は、すみやかに市町村や都道府県の設置する福祉事務所または児童相談所に通告しなければならない"と義務づけられています[3]。虐待の事実が必ずしもあきらかではなくても、

疑いがあった時点での通告が求められています。

　歯科医療従事者は、職業上知り得た子どもやその家庭の情報など、個人の秘密を守る義務がありますが、子どもを守ることが最優先されることから、本人や親の同意なしに情報提供が可能とされています[3]。歯科医療上の発見は客観性が高く、虐待を疑う強い証拠になります。前述の「子ども虐待防止対応ガイドライン」には、院内での客観的評価を目的とした診断用アセスメントシートおよび児童相談所への通告書が掲載されており、通告の際に活用できます（**図3**）。

　歯科医療従事者の児童虐待防止への取り組みは、被虐待児をみつけることがすべてではありません。子育てに奮闘する親やその家庭を地域で支援し、虐待を未然に防ぐことが重要な役割です。生活が多様化し、地域との人間関係が希薄になることで、子どもだけではなく親もまた

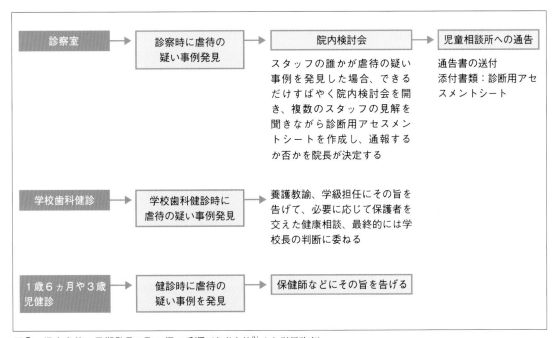

図②　児童虐待の早期発見の取り扱い手順（参考文献[2]より引用改変）

通告書（左）

平成　年　月　日

○　○県児童相談所長　殿

医療機関の所在地及び名称

電話番号
歯科医師名　　　　　　　印

通　告　書

患者氏名・ＩＤ番号

住所

診断：　（例，子どもの虐待，子どもの虐待疑い）

　上記のとおり診断致しましたので，ご連絡申し上げます。今後の子どもと親の支援について，充分のご配慮をお願い申し上げます。

診断用アセスメントシート（右）　　　取り扱い注意

子どもの名前　（　　　　　　　　）（男・女）生年月日（平成　　年　　月　　日）
保護者の名前　（　　　　　　　　）
住所・電話番号　（　　　　　　　　　　　　　　　　　　　　）

1．子どもの身体症状について
　全身状態：□低身長、□体重増加不良（やせ）、□脱水症、□不衛生（着衣の汚れ、臭い、垢の付着等）、□その他（　　　　　　）
　皮膚症状：□皮膚の打撲・擦過傷：部位（　　　　）、□火傷（タバコ、アイロン、熱湯等）：部位（　　　　）、□頸部の圧迫・擦過傷、□顔面の傷・眼の周囲のあざ□その他（　　　　　　　　）
　口腔症状：□口唇の腫脹、挫傷、裂傷、□口角部の挫傷裂傷、□小帯の裂傷□頬粘膜、口蓋粘膜の挫傷、□正当な説明のない歯冠歯折、歯根歯折□正当な説明のない動揺歯、脱臼歯、変色歯、□未処置の多発性重症う蝕□外傷後の開口障害
　その他の身体症状：□網膜出血、□鼻骨骨折、□顎骨骨折

2．子どもの行動・心理特性について
　□　身体に触れられることを異常に嫌がる。
　□　疲労感、無気力、活動性の低下、集中できない。
　□　無表情、笑わない、他者への関心が低い。
　□　大人の顔色を伺ったり、おびえた表情をする、警戒心が強い、視線が合わない。
　□　養育者（虐待している）が側にいる時といない時では動きや表情が極端に変わる。
　□　多動、些細なことでも過度の乱暴、ひっきりなしに注意をひく行動。
　□　帰りたがらない。
　□　その他（　　　　　　　　　　　　　　　　　　　　　）

3．養育者や家庭環境の特徴
　□　子どもが泣いたりした時、その意味を汲み取ることができない。要求を予想したり、理解したりすることができない。
　□　子どもの扱い方が不自然である。育てにくさをよく訴える。子どもを甘やかすのはよくないと強調する。
　□　子どもに能力以上のことを要求する。発達にそぐわない厳しい躾や行動制限をする。
　□　養育者の気分の変動が著しく、自分の思い通りにならないと体罰を加える。
　□　経済状態や夫婦関係などに起因する生活上のストレスがある。生活や気持ちにゆとりがない。
　□　その他（　　　　　　　　　　　　　　　　　　　　　　）

4．子どもの話す内容に虐待を疑わせることが、□ある、□わからない

記載日：平成　　年　　月　　日
記載者名：

図❸　通告書および診断用アセスメントシート（参考文献[2]より転載）

孤立しがちになります。

　歯科衛生士は子どもの口腔保健をとおして親とのコミュニケーションを図り、子育てや家庭での苦労や悩みに対して解決策をともに考えるなど、子育て支援のための身近な存在にもなれるのではないでしょうか。

【参考文献】
1）厚生労働省：平成30年度児童相談所での児童虐待相談対応件数. https://www.mhlw.go.jp/stf/houdou/0000190801_00001.html（2020年10月2日最終アクセス）
2）一般社団法人日本小児歯科学会：子ども虐待防止対応ガイドライン. http://www.jspd.or.jp/contents/common/pdf/download/boushi_guide.pdf（2020年10月2日最終アクセス）
3）厚生労働省：児童虐待の防止等に関する法律（平成19年最終改定）
4）American Academy of Pediatric Dentistry. Definition of dental neglect. Pediatr Dent. 25：7, 2003.
5）奈良県歯科医師会：児童虐待予防マニュアル. https://www.nashikai.or.jp/hm/jidougyakutaiyobou-manual.pdf（2020年10月2日最終アクセス）
6）元山彩織，野口浩子：9年間に一時保護された児童の口腔内所見と虐待の関連. 小児保健研究，76（2）：194-202, 2017.

小児歯科
はじめましょう

【編著】田中晃伸（茨城県開業）　仲野和彦（大阪大学大学院）　権 暁成（東京都開業）

小児歯科の"当たり前（ベーシック）"を疑い、最新の知識を手に入れよう！

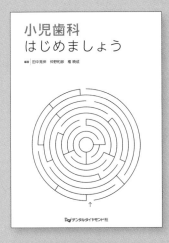

「子どもの数が減っているから、小児歯科は厳しい」。それは事実でしょうか。

子ども一人ひとりが大切にされるいまだからこそ、小児歯科のニーズは高まっています。

そして、幼いころから歯科医院で定期的なメインテナンスを受ける習慣が身につけば、

大人になっても継続した来院に繋がるでしょう。

本書は、小児歯科のベーシックな知識を体系的に学べるように編まれています。

以前に修得した知識が、いつまでも通用するわけではありません。

とりわけ、ベーシックな知識ほど「正しいはず」という思い込みに囚われやすいため、

最新の情報へとアップデートする必要があるのではないでしょうか。

何となく小児「も」診ている方、これから小児に力を入れようとしている方、

普段から小児を多く診ている方のどなたにも有用な本書を携え、

明日から、小児歯科はじめましょう。

A4判・212頁・オールカラー　本体8,500円＋税

Dd 株式会社デンタルダイヤモンド社

〒113-0033　東京都文京区本郷3-2-15新興ビル

TEL 03-6801-5810(代) / FAX 03-6801-5009

URL：https://www.dental-diamond.co.jp/

自分だけの研修会を いつでも どこでも

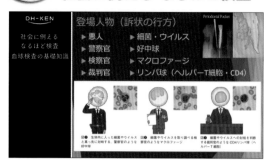
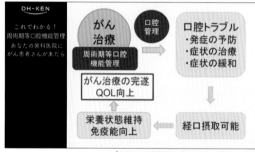
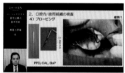
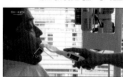

医療安全管理

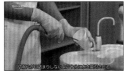

▲「院内感染対策」より

医院の規模を問わず、医療者として医療安全管理の適切な実施と知識の更新は不可欠。患者さんはもちろん、医療者側も安心して診療に従事するためのノウハウを学びましょう。

歯科衛生士のための COVID-19 正しい知識と対応

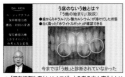

▲「診療に関する留意点」より

医療安全管理の観点から、新型コロナウイルス感染症に関する知識と対応についてまとめたコンテンツです。安心・安全な歯科医療のために、ぜひご視聴ください（2020年5月末収録）。

保存修復治療 機器・材料の変遷

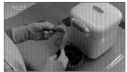

▲「保存修復治療（カリオロジー）の考え方と変化」より

保存修復治療の現行の手技や考え方を約1時間で総ざらい。治療ステップを軸に、使用器材やその取り扱い上の注意なども解説。いま必要なDHワークがわかります。

補綴歯科治療 機器・材料の変遷 日本補綴歯科学会監修

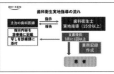

▲「クラウン治療の流れ」より

補綴歯科治療の現行の器材や手技、考え方を約2時間で総ざらい。印象材の練り方など、DHの臨床における要点は動画も交えて解説し、曖昧になりがちな知識を補強できます。

歯科衛生士に必要な業務記録の書き方

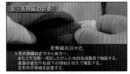

▲「診療報酬と歯科衛生士業務記録の実践」より

歯科衛生士が行い算定できる「歯科衛生実地指導料」などでの業務記録の書き方について、記載内容からよくある質問と対応までをわかりやすく解説したコンテンツです。

歯科衛生士に必要な口腔粘膜の知識

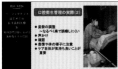

▲「口腔粘膜の診かたと異常所見のみつけ方」より

口腔粘膜疾患の病態や症状についての解説のほか、視診・触診の方法を動画で紹介。DHが日常臨床で口腔粘膜を診査するうえで、非常に役立つコンテンツです。

はじめての在宅歯科医療

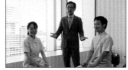

▲「歯科訪問診療における歯科衛生士の役割」より

今後ますます必要性が高まる在宅歯科医療。その背景や業務内容、DHとしての実践の要点をまとめました。在宅歯科医療の第一歩を踏み出すDHに絶好のコンテンツです。

医療面接

医療面接「マスクを外せば世界は変わる」より

患者さんに来院し続けてもらうために医療従事者が持つべき姿勢が"西田節"で熱く語られる、医療面接シリーズ。医療面接の勘所がわかるロールプレイング動画も多数収録されています。

DH-KEN ベーシッククラス コース一覧 （2020年12月1日時点）

ベーシッククラス コース	講師（敬称略）	総動画時間（約）
歯周治療の基本技術		
歯周治療の基礎	和泉雄一	3時間10分
検査と評価	古市保志	2時間30分
口腔衛生指導と生活習慣指導	沼部幸博・野村正子	2時間30分
スケーリング・ルートプレーニング	新田浩・茂木美保	2時間40分
歯周治療の補助に必要な知識と技術	二階堂雅彦	1時間45分
SPT・メインテナンスに必要な知識と技術	浦野智	1時間30分
超高齢社会に求められる歯周病予防と治療	和泉雄一	40分
医療安全管理		
医療安全管理	小林隆太郎・内川喜盛	1時間20分
歯科衛生士のための COVID-19 正しい知識と対応	小林隆太郎	40分
医療面接		
医療面接	西田亙	3時間20分
医療面接2	西田亙	2時間30分
医療面接3	西田亙	2時間5分

ベーシッククラス コース	講師（敬称略）	総動画時間（約）
口腔機能低下症	櫻井薫・水口俊介 上田貴之・古屋純一	2時間50分
保存修復治療 機器・材料の変遷	田上順次	1時間15分
補綴歯科治療 機器・材料の変遷	高橋英和 鈴木哲也	1時間50分
歯科衛生士に必要な業務記録の書き方	鳥山佳則	50分
歯科衛生士に必要な口腔粘膜の知識	山根源之	1時間5分
はじめての在宅歯科医療	細野純 山口朱見	2時間10分
社会に例える なるほど検査	井上孝	1時間35分 NEW
これでわかる！周術期等口腔機能管理	杉政和 武藤智美	1時間 NEW

●各コースの詳細内容や価格については、DH-KEN ホームページでご確認ください。

POINT どのコースも約10〜15分ごとの短いパートに分けてあるので、ちょっとした空き時間に自分のペースで着実に進められます！

❖ 編集委員略歴

仲野和彦（なかの かずひこ）

1996 年	大阪大学歯学部 卒業
2002 年	博士（歯学）（大阪大学）
2014 年〜	大阪大学 大学院歯学研究科 口腔分子感染制御学講座（小児歯科学教室）教授
2018 年〜	大阪大学 大学院歯学研究科 副研究科長 大阪大学歯学部 副学部長

- 日本小児歯科学会 常務理事（学術委員長）
- 日本小児歯科学会 専門医・指導医
- 日本小児歯科学会 近畿地方会 会長（常任幹事）
- 日本歯科医学会 学術研究委員会 委員
- 日本循環器学会「感染性心内膜炎の予防と治療に関するガイドライン（2017 年改訂版）」作成班員　他

権 暁成（ごん ひょそん）

2006 年	昭和大学歯学部 卒業
同　年	総合病院 国保 旭中央病院 歯科・歯科口腔外科 勤務
2010 年	タナカ歯科医院 勤務
2016 年	K DENTAL CLINIC（東京都葛飾区）開業

- 日本顎咬合学会 理事
- 日本小児歯科学会 関東地方会 幹事
- 日本保育保健協議会 理事
- 日本歯科医学教育学会
- 日本口腔外科学会
- 日本障害者歯科学会
- 日本口腔インプラント学会
- 日本摂食嚥下リハビリテーション学会
- 日本サルコペニア・フレイル学会　他

田中晃伸（たなか あきのぶ）

1981 年	日本大学松戸歯学部 卒業
1986 年	タナカ歯科医院（茨城県鹿嶋市）開業
2011 年〜	日本大学松戸歯学部 臨床教授
2015 年〜	明海大学歯学部 客員教授 昭和大学歯学部 兼任講師
2016 年〜	長崎大学歯学部 非常勤講師
2019 年〜	鹿児島大学歯学部 非常勤講師 九州歯科大学 非常勤講師

- 日本小児歯科学会 理事・専門医・指導医
- 日本顎咬合学会 認定医・指導医
- 日本歯科医史学会 理事
- 日本障害者歯科学会 代議員・認定医
- 日本歯科医学教育学会　他

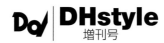

歯科衛生士のための小児歯科のきほん

発　行　日——2020 年 12 月 1 日　通巻 184 号
編 集 委 員——仲野和彦　権 暁成　田中晃伸
発　行　人——濵野 優
発　行　所——株式会社デンタルダイヤモンド社
　　　　　　　〒 113-0033
　　　　　　　東京都文京区本郷 3-2-15　新興ビル
　　　　　　　TEL 03-6801-5810 (代)　FAX 03-6801-5009
　　　　　　　https://www.dental-diamond.co.jp
　　　　　　　振替口座　00160-3-10768
印　刷　所——株式会社エス・ケイ・ジェイ